DELTA – Dresdner Multimodale Therapie
für Jugendliche mit chronischem Suchtmittelkonsum

DELTA – Dresdner Multimodale Therapie für Jugendliche mit chronischem Suchtmittelkonsum

Yulia Golub, Lukas A. Basedow, Johannes Meiron Zwipp, Sören Kuitunen-Paul, Veit Roessner

Yulia Golub
Lukas A. Basedow
Johannes Meiron Zwipp
Sören Kuitunen-Paul
Veit Roessner

DELTA – Dresdner Multimodale Therapie für Jugendliche mit chronischem Suchtmittelkonsum

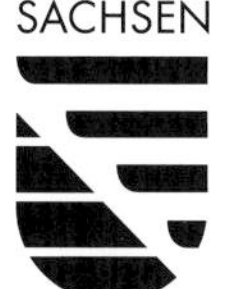

Die Erstellung und Evaluierung dieses Manuals wurde großzügigerweise von der Sächsischen Aufbaubank-Förderbank im Rahmen eine Förderung für Frau PD Dr. Dr. Golub (Projektnummer 100362999) finanziell unterstützt.

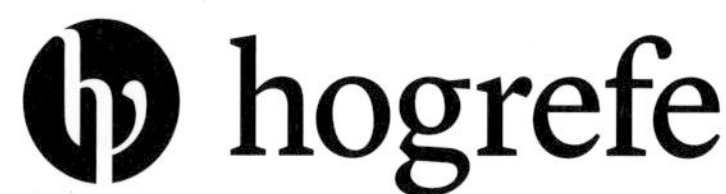

PD Dr. med. Dr. rer. nat. Yulia Golub
Yulia.Golub@uniklinikum-dresden.de

Lukas A. Basedow, M.Sc.
Lukas.Basedow@uniklinikum-dresden.de

Dr. rer. medic. Dipl.-Psych. Johannes Meiron Zwipp
Johannes.MeironZwipp@uniklinikum-dresden.de

Dr. rer. nat. Dipl.-Psych. Sören Kuitunen-Paul
Soeren.Kuitunen-Paul@uniklinikum-dresden.de

Prof. Dr. med. Veit Roessner
Veit.Roessner@uniklinikum-dresden.de

Bibliografische Information der Deutschen Nationalbibliothek
Die Deutsche Nationalbibliothek verzeichnet diese Publikation in der Deutschen Nationalbibliografie; detaillierte bibliografische Daten sind im Internet über http://www.dnb.de abrufbar.

Anregungen und Zuschriften bitte an:
Hogrefe AG
Lektorat Psychologie
Länggass-Strasse 76
3012 Bern
Schweiz
Tel. +41 31 300 45 00
info@hogrefe.ch
www.hogrefe.ch

Lektorat: Dr. Susanne Lauri
Bearbeitung: Angelika Pfaller, Bad Reichenhall
Herstellung: Daniel Berger
Umschlagabbildung: PPAMPicture, gettyimages.com
Umschlaggestaltung: Claude Borer, Riehen
Satz: Claudia Wild, Konstanz
Druck und buchbinderische Verarbeitung: AZ Druck und Datentechnik GmbH, Kempten
Printed in Germany
Auf säurefreiem Papier gedruckt

1. Auflage 2021

(E-Book-ISBN_PDF 978-3-456-96129-3)
(E-Book-ISBN_EPUB 978-3-456-76129-9)
ISBN 978-3-456-86129-6
http://doi.org/10.1024/86129-000

Inhaltsverzeichnis

1 Einleitung

1.1 Konsum und Abhängigkeit in der Adoleszenz

Die Adoleszenz ist ein Entwicklungsabschnitt, in dem junge Menschen eine emotionale und soziale Reifung durchlaufen. Sie vollziehen den Übergang von der Kindheit ins Erwachsenenalter. In dieser Reifezeit entwickeln Jugendliche Möglichkeiten, um mit komplexen emotionalen Reizen und sozialen Anforderungen umzugehen. Viele Jugendliche machen in dieser Zeit die ersten Erfahrungen mit dem Konsum psychoaktiver Substanzen – sowohl unter dem Einfluss der Peer-Group als auch zur Regulation von intensiven Emotionen. Andere Motive sind Abgrenzungsversuche gegenüber den Eltern, Neugier oder der Wunsch nach Zugehörigkeit. In einer BZgA-Befragung von 12–17-Jährigen (Orth, 2016) gaben beispielsweise 37,4 % der befragten Jugendlichen aus Deutschland Alkoholkonsum in den letzten 30 Tagen an. Der Konsum psychoaktiver Substanzen war mit 7,3 % Lebenszeitprävalenz für Cannabis und 1,2 % für sonstige illegale Drogen (Orth, 2016) ebenso bemerkenswert.

> *„Also Alkohol war für mich nicht in dem Sinne 'ne Droge. Ich empfand das als normal, eben auch meinen Vati, dass der abends seinen halben Kasten Bier getrunken hat oder so, das war einfach üblich. Und bei uns in der Clique [...] war'n alle ein Alter und jeder hat mal bisschen Bier mitgebracht und das wurde dann ganz schnell Schnaps." (Genesene im Rückblick)*

Bei den meisten Jugendlichen sinkt die Frequenz des Substanzkonsums nach der Adoleszenz wieder ab. Gleichzeitig entwickelt ein Teil (bis zu 36 %) bis zu dieser Entwicklungsphase eine Substanzabhängigkeit (Behrendt, Wittchen, Höfler, Lieb & Beesdo, 2009; Kipping, Campbell, MacArthur, Gunnell & Hickman, 2012; Perkonigg et al., 2006; Plummer et al., 2017; Waltereit, Uhlmann & Roessner, 2018). In einer Stichprobe von Jugendlichen und jungen Erwachsenen im Alter von 14 bis 24 Jahren wurde bei ca. 2–10 % eine Alkoholabhängigkeit festgestellt, bei 1–2 % eine Cannabisabhängigkeit, bei ca. 1,2 % eine MDMA-Abhängigkeit („Ecstasy") und bei <1,0 % eine Abhängigkeit von weiteren illegalen Substanzen (Beesdo-Baum et al., 2015). Dies deckt sich mit einer früheren Untersuchung an 12 bis 17-Jährigen, die bei 9,3 % eine Alkoholabhängigkeit, bei 6,4 % eine Cannabisabhängigkeit sowie bei ebenfalls <1,0 % eine Abhängigkeit von weiteren illegalen Substanzen (Essau, Baschata, Koglin, Meyer & Petermann, 1998) feststellte.

Kennzeichen einer Substanzabhängigkeit sind ein starkes Verlangen, zu konsumieren (Craving), verminderte Kontrolle über den Konsum, körperliche Entzugserscheinungen, schwächere Effekte bei Konsum der gleichen Substanzmenge (Toleranzentwicklung), eine Vernachlässigung von Freizeitaktivitäten oder Interessen und ein anhaltender Substanzkonsum trotz offensichtlicher Schädigung der körperlichen oder geistigen Gesundheit (World Health Organization, 1992, siehe **Tabelle 1-1** basierend auf Wong, Wurst & Preuss, 2020). Eine Substanzabhängigkeit im Jugendalter kann für die Betroffenen schwerwiegende Folgen haben. Jugendliche mit dieser Diagnose zeigen schlechtere Leistungen in der Schule, haben einen geringeren allgemeinen Gesundheitszustand, höhere Mortalitätsraten und sind häufiger von begleitenden psychischen Störungen betroffen (Lindblad et al., 2016; Rattermann, 2014; Schulte & Hser, 2014). Letztere bilden oftmals auch den Hintergrund, vor dem Substanzkonsum funktional wird, d.h., dass Symptome einer Grunderkrankung durch den Substanzkonsum möglicherweise „selbst behandelt" werden (Basedow et al., 2020) oder erst durch den Konsum entstehen (Kuitunen-Paul et al., 2021).

Zusätzlich sind Familienmitglieder der betroffenen Jugendlichen durch die Situation stark belastet. Dazu zählen vor allem Eltern und Geschwister, aber auch Großeltern und Partner*innen. Angehörige entwickeln häufig Symptome im Bereich Angst oder Depression, Schuldgefühle sowie Scham und erleben Stigmatisierung (World Health Organization, 2004). Zudem sieht sich ein Großteil der Angehörigen gezwungen, viel Zeit in die Betreuung von Betroffenen zu investieren, was zu einem deutlichen Überforderungserleben mit der Situation führt (Schild & Wiesbeck, 2012). Hinzu kommen eigene Vorerkrankungen der Angehörigen wie psychische Störungen und insbesondere eigene Substanzabhängigkeiten, die Ressourcen binden und zusätzliche Schwierigkeiten mit sich bringen (Thomasius & Küstner, 2005).

Tabelle 1-1: Diagnosekriterien für eine Abhängigkeitserkrankung oder Substanzkonsumstörung

<table>
<tr><th>Symptome</th><th>ICD-10 Schädlicher Gebrauch</th><th>ICD-10 Abhängigkeit</th><th>DSM-5 Substanzkonsumstörung</th></tr>
<tr><td>Konsum trotz körperlicher oder psychischer Folgeschäden</td><td>X</td><td></td><td></td></tr>
<tr><td>Konsum in gefährlichen Situationen</td><td></td><td></td><td>X</td></tr>
<tr><td>Konsum führt zu sozialen Problemen</td><td></td><td></td><td>X</td></tr>
<tr><td>Wichtige Aufgaben werden vernachlässigt</td><td></td><td></td><td>X</td></tr>
<tr><td>Entzugssymptome</td><td></td><td>X</td><td>X</td></tr>
<tr><td>Toleranzentwicklung</td><td></td><td>X</td><td>X</td></tr>
<tr><td>Starkes Verlangen zu konsumieren (Craving)</td><td></td><td>X</td><td>X</td></tr>
<tr><td>Konsum immer größerer Mengen</td><td></td><td rowspan="2">X</td><td>X</td></tr>
<tr><td>Wiederholte Versuche den Konsum zu kontrollieren</td><td></td><td>X</td></tr>
<tr><td>Kontinuierlicher Konsum trotz negativer Konsequenzen</td><td></td><td>X</td><td>X</td></tr>
<tr><td>Freizeitaktivitäten für den Konsum aufgegeben</td><td></td><td>X</td><td>X</td></tr>
<tr><td>Konsum nimmt viel Zeit in Anspruch</td><td></td><td></td><td>X</td></tr>
</table>

1.2 Ambulante Behandlung von Abhängigkeitserkrankungen

Da die Substanzabhängigkeit in einem besonders wichtigen und prägenden Lebensabschnitt entsteht, in welchem die Persönlichkeitsbildung und die berufliche Orientierung gesichert werden, ist eine frühzeitige und effiziente Behandlung äußerst wichtig. Aktuell liegen jedoch in Deutschland nur vereinzelt manualisierte, ambulante Behandlungsprogramme für Jugendliche mit chronischem Substanzkonsum vor. Bestehende standardisierte Programme sind entweder für Jugendliche mit substanzspezifischen Abhängigkeiten (Hoch et al., 2011) oder für Jugendliche mit Abhängigkeiten und anderen psychischen Störungen (D'Amelio, Behrendt & Wobrock, 2007; Najavits, 2009) ausgelegt. Meist können den Betroffenen lediglich Beratungstermine in kinder- und jugendpsychiatrischen Ambulanzen und Drogenberatungsstellen, jedoch keine spezifische Therapie angeboten werden.

Um diese besondere Patientengruppe möglichst erfolgreich zu unterstützen, entwickelten wir in unserer Spezialambulanz für Suchterkrankungen im Kindes- und Jugendalter die innovative **De**sdner Mu**l**timodale **T**her**a**pie für Jugendliche mit chronischem Suchtmittelkonsum (**DELTA**), welche auf die speziellen Bedürfnisse dieser Patientinnen und Patienten zugeschnitten ist und die Angehörigen in ihren Bemühungen unterstützt. Die Entwicklung und Evaluation dieses Ansatzes wurde großzügiger Weise von einer Förderung der Sächsischen Aufbaubank – Förderbank (SAB) unterstützt. Da bisher evaluierte Gruppenangebote für Jugendliche im ambulanten Bereich fehlen, soll mit diesem, sich aktuell in der Evaluation befindlichen, Programm im Rahmen einer nahtlosen und zugeschnittenen Hilfe eine neue Stufe im Stepped-Care-Ansatz geschaffen werden (Rumpf, Bischof, Bischof & Hoch, 2017). DELTA soll Praktiker*innen unterstützen, mit ihren Patientinnen und Patienten sukzessive vier Ziele zu erreichen (s. **Abbildung 1-1**).

DELTA hat die Form einer Kurzzeittherapie im Umfang von 16 wöchentlichen gruppentherapeutischen Einheiten für Jugendliche (max. 90 min), welche von Einzeltherapiesitzungen (max. 30 min) aller 2 Wochen sowie therapeutischen Einheiten für die Angehörigen der Jugendlichen (max. 90 min) begleitet werden. Erfahrungsgemäß sind Gruppengrößen von 3–8 Teilnehmenden optimal. Inhalte des Therapieprogramms wurden durch die Autorinnen und Autoren aus erfolgreichen, suchtspezifischen Therapien im Erwachsenenbereich ausgewählt und an die Zielgruppe angepasst. Insbesondere basieren die Inhalte auf dem MATRIX-Modell aus den USA (Rawson et

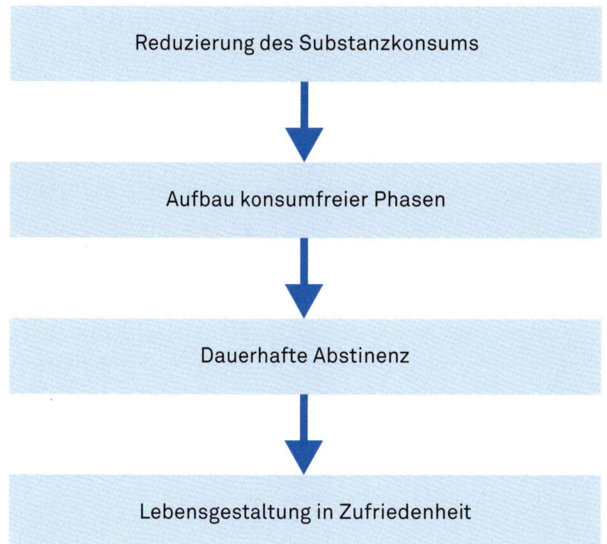

Abbildung 1-1: Die zu erreichenden Ziele der DELTA-Therapie

al., 2004), mit Ergänzungen aus dem Kontext der Dialektisch-Behavioralen Therapie (Linehan, 2016) und Manualen zur Behandlung komorbider Störungen bei Suchterkrankungen (D'Amelio et al., 2007; Najavits, 2009). Da sich zwischen erwachsenen und jugendlichen Konsumenten nicht nur Konsumdauer, Konsummuster und Rückfallauslöser, sondern auch die wichtigen Lebensthemen und aktuellen Entwicklungsaufgaben unterscheiden, waren bei der Entwicklung umfassende Änderungen notwendig.

Zentrales Element des DELTA Ansatzes ist die Kombination verschiedener therapeutischer Ansätze. Kognitive-verhaltenstherapeutische Ansätze sind wichtig, um konsumrelevante Gedanken und Verhaltensweisen durch eine genaue Analyse von vorrausgegangen Situationen zu verändern. Dieser Ansatz beinhaltet außerdem eine Weitergabe von Skills und Fertigkeiten an Teilnehmer*innen um ihren Substanzkonsum zu reduzieren und Rückfälle zu vermeiden. Ein weiteres verhaltenstherapeutisches Werkzeug sind regelmäßige positive Verstärker für eine aktiv partizipierende Teilnahme am Programm.

DELTA integriert weiterhin Prinzipien des Motivational Interviewing (MI) (Miller & Rollnick, 2012), einer Methode, die bereits seit über 30 Jahren erfolgreich in der Therapie von Abhängigkeitserkrankungen genutzt wird. Aufbauend auf MI akzeptierten wir, dass die Teilnehmer*innen zu Beginn der Gruppe noch ambivalent bezüglich ihres Substanzkonsums sind. Diese Ambivalenz gilt es im Verlauf der Behandlung abzuarbeiten und die Teilnehmer*innen darin zu unterstützen, die wahrgenommenen Vorteile des Substanzkonsums auf andere Art und Weise zu erreichen. Zusätzlich spielt MI eine wichtige Rolle in der Integration der Angehörigen in die Behandlung. Denn auch diese sollen sich, wenn möglich, an der Behandlung beteiligen und nicht erwarten, dass eine Therapie keinerlei Beteiligung von Ihrer Seite benötigt. Um Selbige zu fördern, ist das MI ein nützlicher Ansatz.

Weiterhin sind Elemente des Kontingenzmanagements in der DELTA-Gruppe eine wichtige Unterstützung. Diese Methode fördert Verhaltensänderung durch positive Verstärker, welche die Teilnehmer*innen auf Grund vorher festgelegter Regeln erhalten. Es gibt eine Reihe möglicher Situationen, die als Anlass für eine positive Verstärkung nutzbar sein können, wobei es vor allem wichtig ist, klare und spezifische Kriterien zu formulieren, deren Einhaltung auch überprüfbar ist. In der DELTA Gruppe ist diese Methode dahingehend integriert, dass sich Teilnehmer*innen nach drei erledigten Hausaufgaben einen Emotionsregulationsskill (z.B. scharfe Bonbons, einen Handwärmer, oder ähnliches) aussuchen dürfen, welchen sie mit nach Hause nehmen können. Weitere Situationen zur Anwendung des Kontingenzmanagements können negative Drogenurintests, die Teilnahme an einer bestimmten Anzahl Sitzungen, ein pünktliches Erscheinen, oder das Erreichen von Behandlungszielen sein. Die Kombination dieser verschiedenen Behandlungselemente hat vor allem zum Ziel, Kompetenzen in der frühen Genesungsphase zu stärken, Rückfällen präventiv vorzubeugen, einen Abstinenzerhalt zu erreichen und die Resozialisierung und Beziehungsgestaltung der Teilnehmer*innen zu unterstützen.

Die Familie hat einerseits auf die Entwicklung von Substanzkonsum und andererseits auf dessen Prävention (Hendriks, van der Schee & Blanken, 2011; Korhonen et al., 2008) einen besonders wichtigen Einfluss. Aus diesem Grund sieht DELTA eine Integration der Angehörigen in die Behandlung vor, welche durch die parallel ablaufende, psychoedukative und unterstützende Therapiegruppe für Angehörige gewährleistet wird (8 Einheiten). Das Ziel der Angehörigengruppe ist es, Teilnehmerinnen und Teilnehmern zu helfen, die Suchterkrankung ihres Kindes und die damit verbundenen Veränderungsprozesse besser verstehen und einordnen zu können. Für die Bereitschaft und das aktive Leisten eines Beitrags zur Genesung Ihres Kindes – gerade in dieser belastenden und kräftezehrenden Lebensphase – bringen wir den Angehörigen im Rahmen dessen eine große Wertschätzung entgegen. Zusätzlich wollen wir die Angehörigen für kommende Situationen mit dem Kind wappnen und Handlungsfähigkeit herstellen. Es ist erklärtes Ziel, dass sich die Teilnehmer*innen kompetent und sicher in ihrem Handeln fühlen und ein gesundes Maß an Gelassenheit entwickeln. Im gesamten DELTA-Programm werden Abhängigkeit und Substanzkonsum wertfrei als veränderbare Verhaltensweisen angesehen und kommuniziert. Der Umgang mit den Teilnehmerinnen und Teilnehmern soll auf Verständnis, Mitgefühl, motivierender Förderung aber auch elterlicher Präsenz und Grenzsetzung basieren (Rumpf et al., 2017).

Das DELTA-Programm kann von durchführenden Gruppenleiterinnen und Gruppenleitern je nach klinischem Setting angepasst werden. Sollte zum Beispiel keine Möglichkeit bestehen eine Teilnehmer*innengruppe für 16 Wochen zu begleiten, gibt es die Möglichkeit das Programm auf 8 Wochen zu verkürzen. Dafür wurden 8 als essenziell angesehene Sitzungen ausgewählt, mit denen ein verkürztes Programm durchgeführt werden kann. DELTA wurde für ein geschlossenes Gruppensetting konzipiert, aber auch in halboffenen oder offenen Gruppen kann das Material für die Sitzungsgestaltung genutzt werden.

1.3 Digitale Inhalte zum Download

Die Inhalte des Anhangs liegen zum Download bereit. Sie sind jeweils durch das Icon gekennzeichnet.

Sie können diese Online-Materialien über die Internetseite des Hogrefe Verlags nach erfolgter Registrierung abrufen.

Nutzen Sie dazu bitte den angegebenen Link und melden Sie sich nach den dort beschriebenen Schritten an. Sie können auf die Materialien über ***Mein Konto*** zugreifen, indem Sie unter ***Meine Zusatzmaterialien*** den Code eingeben. Sie werden dann automatisch in den Downloadbereich weitergeleitet.

Link: hgf.io/download
Code: B-UR9VFB

Wir empfehlen Ihnen, sich die Materialien auf Ihrem Rechner zu speichern, um sie jederzeit und dauerhaft nutzen zu können.

2 Durchführung

2.1 Kurzzusammenfassung des Programms

- *Zielgruppe*: 12- bis 17-jährige Teilnehmer*innen mit chronischem Substanzkonsum bzw. Substanzabhängigkeiten oder vergleichbaren Problemen aufgrund von Substanzkonsum
- *Dauer*: 16 Wochen (ohne einleitende Diagnostik und Bedarfsklärung)
- *Sitzungen*:
  - 16 wöchentliche Sitzungen der Jugendgruppe (3–8 Teilnehmer*innen), max. 90 min
  - 8 Sitzungen der Angehörigengruppe (3–8 Teilnehmer*innen), max. 90 min aller 2 Wochen
  - 8 Einzelsitzungen der Teilnehmer*innen mit den Gruppenleitern und Leiterinnen, max. 30 min aller 2 Wochen
- *Durchführungsrahmen*: ambulantes, stationäres oder tagesklinisches Setting, ggf. Verkürzung auf 8 essentielle Sitzungen der Jugendgruppe

2.2 Jugendgruppe

Vor einer Aufnahme in die Gruppe, empfehlen wir das Aufsetzen eines ⬇ Therapievertrags mit dem Teilnehmenden. Diese festgehaltene Absprache hat für das DELTA-Programm eine zentrale Bedeutung. Hierbei erarbeiten die zukünftigen Gruppenteilnehmer*innen gemeinsam mit ihren Sorgeberechtigten und ihren Therapeuten und Therapeutinnen bereits vor Beginn des DELTA-Programms grundlegende Teilnahmevereinbarungen. Diese beinhalten neben der Einhaltung von ⬇ Gruppenregeln (wie z.B. regelmäßige und aktive Teilnahme am Programm, stetige Bereitschaft zur Durchführung eines Drogenurintests) das Ziel, nach spätestens der 8. Gruppensitzung eine nachweisbare Abstinenz bzgl. der individuell kritischen Substanzen zu erreichen (gemessen über Drogenurintests). Sollte dies nicht gelingen, so verpflichten sich die Vertragspartner*innen zur Einleitung einer alternativen Behandlungsform, um die entsprechende Abstinenz (z.B. im Rahmen einer stationären Entgiftungsmaßnahme) zu erreichen. Durch diese Vereinbarungen soll zum einen erreicht werden, dass die zukünftigen Teilnehmer*innen bereits vor Beginn des Gruppenprogramms bzgl. ihrer Motivation gestärkt werden, den individuellen Konsumstopp zu erreichen. Zum anderen wird damit das Ziel verfolgt, dass sich auch die Sorgeberechtigten zur aktiven Programmunterstützung bereit erklären, da sie einen bedeutenden Beitrag zur Abstinenzmotivation der Teilnehmer*innen leisten können. Dies wird durch die regelmäßige Teilnahme der Sorgeberechtigten an einer Angehörigengruppe (s. Abschnitt 2.4) zusätzlich gefördert. Eine Vorlage für solch einen ⬇ Therapievertrag finden Sie im Kapitel Zusatzmaterial/Vorlagen (7.1) und im digitalen Downloadmaterial.

Der Ablauf jeder einzelnen Jugendgruppe enthält wiederkehrende Bestandteile, die in Abbildung 2 verdeutlicht werden. Jede Einheit der Jugendgruppe startet mit einem Wochenrückblick, in Form eines ⬇ Kalenders der in Sitzung 1 etabliert wird. Ziel ist es, dass die Teilnehmer*innen reflektiert auf die Woche zurückblicken, um festzustellen, in welchen Situationen Konsum oder Suchtdruck aufgetreten ist, wie dieser zustande kam und wie man mit ähnlichen Situationen in Zukunft umgehen kann.

Im nächsten Schritt wird die „⬇ Wochenchallenge" der vergangenen Woche besprochen. Am Ende jeder Sitzung gibt es eine Herausforderung für die kommende Woche, die den Teilnehmerinnen und Teilnehmern die Möglichkeit geben soll, ihre in der jeweiligen Sitzung gewonnen Fertigkeiten im Alltagskontext auszuprobieren. Um die Durchführung zu vereinfachen, empfehlen wir, jede Challenge im Visitenkarten-Format auszudrucken/auszuschneiden und evtl. zu laminieren. Die Teilnehmer*innen können diese über die Woche im Portemonnaie tragen. Eine zusätzliche Motivation zur Durchführung kann durch ein Belohnungssystem („Token-System" im Sinne von Kontingenzmanagement) erreicht werden. Wir empfehlen, den Teilnehmerinnen und Teilnehmern nach 3 durchgeführten Challenges eine Anerkennung anzubieten, am besten im Rahmen eines Emotionsregulationsskills (z.B. Chili-Bonbons, Massageball, Riechsalz o.Ä.), der in Sitzung 3 besprochen und ausprobiert wird.

Nach der Besprechung der Challenges werden die Ziele für die jeweilige Sitzung vorgestellt. Jede Sitzung enthält spezifische Lernziele, die innerhalb der Sitzung erreicht werden sollen. Durch die offene Kommunikation der Zielsetzung soll bei den Teilnehmen-

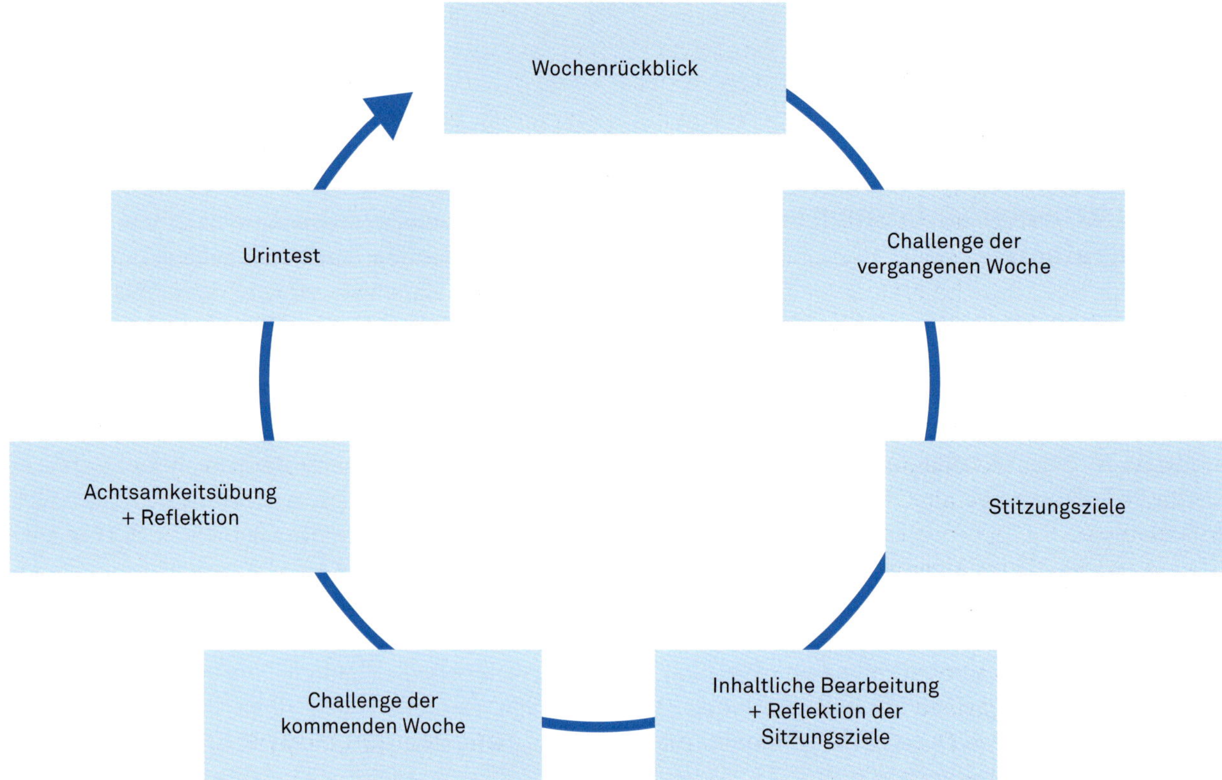

Abbildung 2-1: Standardelemente jeder Sitzung der Jugendgruppe

den ein besseres Verständnis für Sinn und Zweck der Sitzung entstehen.

Aufbauend auf diesen Zielen werden dann die Inhalte der Gruppensitzung durchgeführt. Am Ende der inhaltlichen Bearbeitung werden die Sitzungsziele kurz reflektiert, um das Erreichte zu verstärken und der/dem Gruppenleiter*in eine Möglichkeit zu geben, Unklarheiten zu identifizieren. Außerdem wird die Challenge für die nächste Woche erklärt.

Zum Abschluss empfehlen wir eine Übung einzubauen, die entweder den Gruppenzusammenhalt stärkt oder zusätzliche Skills fördert. Während der Evaluationsphase haben wir die Sitzungen erfolgreich mit Achtsamkeitsübungen beendet. Auch die Wiederholung bereits bekannter Übungen wurde positiv von den Teilnehmerinnen und Teilnehmern aufgenommen. Damit war neben einer zusätzlichen wiederkehrenden Strukturierung auch ein Übungseffekt erreichbar. Eine Auswahl von 5 Achtsamkeitsübungen ist ab Seite 52 zu finden (für weitere Übungen siehe Geisler & Muttenhammer, 2016). An das Ende dieser Übungen lässt sich eine Kurzreflektion anbinden, z. B. in Form eines Feedbackbarometers, bei dem jede*r Teilnehmer*in auf einer Skala von 1–10 angibt, wie er/sie sich nun zum Ende der Sitzung fühlt.

Um eine Einhaltung der Behandlungsziele zu kontrollieren, empfehlen wir die Durchführung regelmäßiger Drogenurintests. Aus Material- und Zeitgründen ist es oft nicht möglich, alle Teilnehmer*innen zu testen, weshalb wir ein Lotteriesystem eingeführt haben. Dabei wurde durch Auslosung entschieden, mit wem an diesem Tag ein Drogenurintest durchgeführt wird.

2.3 Einzeltherapeutische Sitzungen

Im Rahmen des DELTA-Programms sind für alle Teilnehmer*innen einzeltherapeutische Sitzungen im 2-Wochen Rhythmus (8 Gespräche insgesamt) vorgesehen. Diese Sitzungen sollten von den Therapeutinnen und Therapeuten durchgeführt werden, welche die Jugendgruppe anleiten. Eine besondere Herausforderung dieses Settings ist es, eine therapeutische Beziehung zu den Teilnehmerinnen und Teilnehmern aufzubauen und diese aufrecht zu erhalten. Dieser Aspekt kann insbesondere für Therapeutinnen und Therapeuten, die keine Erfahrung mit substanzkonsumierenden Jugendlichen haben, eine Hürde darstellen. Jugendliche die eine Behandlung für eine Abhängigkeitserkrankung aufnehmen, können zu Beginn der Sitzungen misstrauisch, konfrontativ und argwöhnisch agieren. Zusätzlich lassen die schulischen, familiären, und sozialen Begleitumstände der Teilnehmer*innen die Situation mitunter als aussichtslos erscheinen. Wir sind jedoch der Meinung, dass es die Aufgabe der Therapeutinnen und Therapeuten ist, Hoffnung, Unterstützung, Mitgefühl und Akzeptanz zu vermitteln, auch wenn die Arbeit undankbar oder aussichtslos erscheinen kann. Die therapeutische Beziehung soll den Teilnehmerinnen und Teilnehmern eine Möglichkeit bieten, eine sichere Verbindung mit einem ehrlich fürsorgenden Menschen einzugehen, der ihnen mit Respekt und Anerkennung begegnet.

Auch wenn die Inhalte der Gespräche individuell an die Bedürfnisse der Teilnehmer*innen angepasst werden sollten, gibt es einige Themen, die sich besonders für diese Sitzungen eignen.

Im Zentrum dieser Sitzungen steht zunächst eine genaue Erhebung des Substanzkonsums (siehe Substanzanamnese im Downloadmaterial) und die Stärkung der Abstinenzmotivation durch Anwendung motivierender Gesprächsführung basierend auf MI (wie oben beschrieben). Durch diese Intervention soll der individuelle Aufbau und die Aufrechterhaltung der Veränderungsbereitschaft bzgl. des Substanzkonsums gefördert werden. Eine wesentliche Annahme dieser therapeutischen Technik ist es, dass jeder Konsument problematischer Substanzen nicht grundsätzlich unmotiviert bzgl. einer zu erreichenden Abstinenz ist, sondern dieser ambivalent gegenübersteht. Demnach gilt es im Rahmen dieser Interventionen, jene Ambivalenzen in Form von Vor- und Nachteilen einer solchen Veränderung herauszuarbeiten, um darüber eine Präferenz für die Abstinenz zu erreichen.

Zusätzlich sind Rückfälle ein Thema, das unweigerlich in nahezu jedem Verlauf auftreten wird. Die einzeltherapeutischen Sitzungen können und sollen dazu genutzt werden, den Kontext des Rückfalls zu besprechen und den Teilnehmerinnen und Teilnehmern zu helfen, diesen zu verstehen. Entgegen dem Eindruck vieler Patientinnen und Patienten kommen Rückfälle nicht plötzlich und unerwartet, sondern sind das Resultat einer Reihe vorausgegangener Ereignisse. In Bezug auf Rückfälle ist es weniger wichtig, dass sie vorkommen, sondern dass danach weiter an der Genesung gearbeitet wird. Diesen Prozess können Therapeutinnen und Therapeuten gut in Einzelsitzungen unterstützen.

Ein weiteres wichtiges Thema in der Behandlung von Abhängigkeiten im Jugendalter sind psychische Komorbiditäten. Diese kommen bei Jugendlichen häufig vor (Kuitunen-Paul et al., 2021) und wir empfehlen auch Patientinnen und Patienten in das DELTA-Programm aufzunehmen, die komorbide Störungen aufweisen (in unserem Behandlungssetting erfüllen ca. 80 % aller Teilnehmer*innen die Kriterien für eine komorbide psychiatrische Störung). Falls geschulte Therapeutinnen und Therapeuten im anzuwendenden Setting arbeiten, können diese die einzeltherapeutischen Sitzungen nutzen, um eine Stabilisierung des psychischen Zustandes zu erreichen (für Anregungen siehe D'Amelio et al. [2007] oder Najavits [2009]). Weiterhin können diese Sitzungen zur Schaffung von Motivation für eine weitere psychotherapeutische oder jugendpsychiatrische Behandlung bei den Teilnehmenden geeignet sein.

Die einzeltherapeutischen Sitzungen bieten zudem die Möglichkeit zu prüfen, inwiefern der Therapievertrag eingehalten wird, Inhalte aus der Gruppe detaillierter aufzuarbeiten, die Ergebnisse des Drogenurintests zu besprechen oder unerwartet aufgetretene Krisen zu erkennen und stützend zu bearbeiten.

2.4 Angehörigengruppe

An der Angehörigengruppe können Eltern, Erziehungsberechtigte, Pfleger*innen oder andere Menschen teilnehmen, die an der Erziehung und Betreuung der betroffenen Jugendlichen beteiligt sind. DELTA ist jedoch nicht als familientherapeutisches Angebot, sondern als ein Angebot für Jugendliche, in deren Behandlung die Familie eingebunden werden sollte, zu sehen. Auch wenn wir es als sehr förderlich erachten, wenn die Angehörigen das Gruppenangebot annehmen, so ist es keine Voraussetzung für ein Behandlungsangebot. Es besteht zwar auch bei Angehörigen ein enormer Bedarf an Unterstützung und Wissen zum Thema Drogen und Abhängigkeit, aber wir akzeptieren, dass eine große Anzahl von Verpflichtungen und Hürden die Angehörigen von diesem Angebot abhalten können. Dennoch empfehlen wir die Teilnahme, um die Behandlung der Jugendlichen zu optimieren.

Die Angehörigen erhalten zu Beginn der Gruppe ein Teilnehmerheft wo alle Materialien für die 8 Sitzungen bereits enthalten sind. Dieses können und sollen die Angehörigen auch behalten, unabhängig davon ob sie weiter an der Gruppe teilnehmen oder nicht. Jede Gruppensitzung wird mit einem „Blitzlicht" gestartet, in dem die Teilnehmer*innen berichten können, was sie in der letzten Woche mit ihrem betroffenen Kind oder der zu betreuenden Person erlebt haben, was gut und was nicht funktioniert hat. Im Anschluss werden die Inhalte, je nach

Sitzung in Form einer Präsentation oder einer Gruppenarbeit, bearbeitet. Den Durchführenden ist freigestellt, wie viel Zeit für das „Blitzlicht“ und den Inhalt jeweils eingeräumt wird, da erfahrungsgemäß auch zu Beginn der Sitzung oft schon belastende Situationen von den Teilnehmerinnen und Teilnehmern berichtet werden. Nach der Bearbeitung des Inhalts sollte noch Zeit sein, um den Teilnehmerinnen und Teilnehmern offene Fragen zu beantworten oder Sorgen und Nöte der vergangenen Woche in der Gruppe zu teilen.

„Die hat auch wirklich geglaubt, dass ich Kraft hab, meine Mutti. Ich seh's jetzt ja jeden Tag und denk ‚um Gottes Willen, die arme Mutti‘. Ja, aber ich sag ihr das auch ganz oft, damit sie weiß, dass sie Alles richtig gemacht hat.“ (Genesene im Rückblick)

3 Themen – Jugendgruppe

Mit einem Stern sind die 8 essenziellen Sitzungen für die verkürzte Gruppe markiert.

1. Konsum und Motivation*
2. Trigger*
3. Skills*
4. Neue Challenges
5. Rückfälle*
6. Selbstwert
7. Aufrichtigkeit*
8. Depression
9. Langeweile
10. Gefühle erkennen*
11. Gefühle verändern*
12. Rückfallrechtfertigungen
13. Anti-Rückfall-Training
14. Persönliche Grenzen
15. Alkohol
16. Abschluss*/Suchtverschiebung

4 Themen – Gruppe für Angehörige

1. Der Abhängigkeitsprozess
   (PowerPoint)
2. Substanzkunde
   (PowerPoint)
3. Familien in der Genesung
   (PowerPoint)
4. Rückfälle
   (Gruppenarbeit)
5. Leben mit einer Abhängigkeit
   (Gruppenarbeit)
6. Kommunikation
   (Gruppenarbeit)
7. Gewaltfreie Kommunikation
   (Gruppenarbeit)
8. Und wer denkt an mich?
   (Gruppenarbeit)
9. Mehrfamiliensitzung
   (Gruppenarbeit – optional)

5 Manual – Jugendgruppe

Sitzung 1 – Konsum und Motivation

Material
- Flipchart
- Stifte und **Teilnehmerhandouts** – Sitzung 1
- **Gruppenregeln**,
- **Wochenrückblickkalender**,

Ziele
Dies ist die Einleitungssitzung für die Jugendgruppe.
Vier grundlegende Ziele sollen erreicht werden: 1) Die Gruppenleiter*in und die Teilnehmer*innen stellen sich vor und machen sich miteinander vertraut. 2) Der Gruppenablauf der insgesamt 16 Einheiten wird erläutert mit Einführung des **Wochenrückblickkalenders** und **Gruppenregeln.** 3) Es sollen die Grundlagen einer Abhängigkeitserkrankung erklärt werden mit anschließender Ausarbeitung des Fragebogens „Beziehung zum Konsum". Hiermit sollen alle Teilnehmer*innen eine Abhängigkeit als Krankheit erkennen können und über den Verlauf dieser Krankheit informiert sein. 4) Erarbeitung der Motivation zur Genesung durch Erklärung und Ausfüllen des Pro/Kontra 4-Felderschemas mit anschließender Gewichtung der einzelnen Argumente (von 0 = völlig unwichtig bis 10 = absolute Priorität) und abschließender Diskussion der Wichtigkeit von Motivatoren für die Genesung.

Durchführung
1. Organisation der Gruppe
2. **Ziele** der heutigen Sitzung vorstellen
3. **Wochenrückblickkalender** einführen
4. **Einleitung:**
   a) Erläuterung der ICD-10/11 Kriterien für eine Substanzabhängigkeit. Erklären, dass mit Drogen auch immer Alkohol gemeint ist.
5. **Handout Seite 1:**
   a) Alle Fragen ausfüllen lassen und einzeln durchgehen.
   b) Jede Frage ein ICD-10 Kriterium für Abhängigkeit, ab 3 besteht wahrscheinlich eine Diagnose.
6. **Handout Seite 2:**
   a) Pro/Contra-Argumente für den Substanzkonsum erarbeiten
   b) Die einzelnen Argumente auf dem Arbeitsblatt sollen gewichtet werden auf einer Skala von 0 (ist mir gar nicht wichtig) bis 10 (ist mir extrem wichtig). Die Punkte werden zusammengezählt, und es wird geschaut, welche Zelle die meisten Punkte hat und wieso. Wichtig ist, dass klar wird, dass man für Contra-Argumente angibt, wie wichtig es ist, dass diese Konsequenz nicht eintritt.

8\. **Reflektion:** Wurden die Ziele erreicht?

7\. **Wochenchallenge** – Konzept erklären: Ein weiteres Argument gegen den Konsum oder für die Teilnahme an der Gruppe finden.

9\. **Achtsamkeitsübung**

10\. **Feedbackbarometer**

11\. **Drogenurintest**

Sitzung 2 – Trigger

Material

- Flipchart
- Stifte und **Teilnehmerhandouts** – Sitzung 2
- **Wochenrückblickkalender**

Ziele

Diese Sitzung soll verschiedene Formen und Wirkung von Triggern auf den entstehenden Suchtdruck vermitteln. Drei grundlegende Ziele sollen erreicht werden: 1) Verstehen, was Trigger bzw. Auslöser für Suchtdruck sind. 2) Eigene Trigger benennen können. 3) Bewusstwerdung von sicheren Situationen, in denen Substanzkonsum sehr unwahrscheinlich ist, und unsicheren Situationen, in denen auftretender Substanzkonsum umso wahrscheinlicher wird.

Durchführung

1. **Wochenrückblickkalender**
2. **Hausaufgabe besprechen:** Ein Pro-Argument für die Gruppe oder ein Kontra-Argument für Konsum
3. **Ziele** der heutigen Sitzung vorstellen
4. **Handout Seite 1:**
   a) Was denkt ihr sind Trigger? → Text lesen
   b) Was sind mögliche Trigger für Karl? Antwort: Zeit (Montag nach der Schule), Personen (Freunde), Ort (bei Sergio), Aktivität (Zocken)
   c) Text lesen/erklären. Wie führen Trigger zum Konsum?
   d) Was ist der beste Weg, um den Ablauf zu unterbrechen?
      i) Trigger identifizieren
      ii) Trigger vermeiden
      iii) Anderen Umgang finden
5. **Handout Seite 2 + 3:**
   a) Identifizieren von Triggern
   b) Welche Situationen/Emotionen führen bei euch zu Konsum? Welche Situationen/Emotionen sind unproblematisch?
6. **Handout Seite 4 + 5:**
   a) Einordnen der Situationen/Emotionen in sicher, risikoreich, gefährlich
7. **Handout Seite 6:**
   a) Fragen auf Rückseite beantworten
8. **Reflektion:** Wurden die Ziele erreicht?
9. **Wochenchallenge:** Beobachte, welche Trigger dir nächste Woche begegnen und wie du damit umgehst. Berichte in der nächsten Stunde darüber!
10. **Achtsamkeitsübung**
11. **Feedbackbarometer**
12. **Drogenurintest**

Sitzung 3 – Skills

Material

- Flipchart
- Stifte und **Teilnehmerhandouts** – Sitzung 3
- **Wochenrückblickkalender**
- Skill-Materialien
- **Notfallplan-Vorlage**

Ziele

Diese Sitzung soll verschiedene Formen und Wirkung von Skills veranschaulichen, welche durch die Teilnehmer*innen eingesetzt werden können, um Suchtdruck entgegenzuwirken.
Drei grundlegende Ziele sollen erreicht werden: 1) Erkennen von Suchtdruck. 2) Erkennen des Schweregrades des Suchtdrucks (Level). 3) Anwendung von Skills entsprechend dem Suchtdrucklevel als konstruktive Lösung.

Durchführung

1. **Wochenrückblickkalender**
2. **Hausaufgabe besprechen:** Welche Trigger sind vorgekommen?
3. **Ziele** der heutigen Sitzung vorstellen
4. **Gruppenfrage:**
   a) Ist jedem klar, was Suchtdruck ist und wie er sich anfühlt?
5. **Am Whiteboard:**
   a) Was sind Möglichkeiten mit Suchtdruck umzugehen?
6. **Skills vorstellen und ausprobieren**
7. **Handout Seite 2:**
   a) Spannungskurve (Suchtdruckkurve) anmalen
   b) Kurve erklären, dann Frage: Welche Skills gehören zu welchem Level?
8. **Handout Seite 3:**
   a) Skills in persönliche Spannungskurve einteilen. Alle Kurven in der Gruppe besprechen.
   b) **Notfallplan** erstellen
9. **Reflektion:** Wurden die Ziele erreicht?
10. **Wochenchallenge:** In der nächsten Woche mindestens einen Skill anwenden und berichten.
11. **Achtsamkeitsübung**
12. **Feedbackbarometer**
13. **Drogenurintest**

Sitzung 4 – Neue Challenges

Material

- Flipchart
- Stifte und **Teilnehmerhandouts** – Sitzung 4
- **Wochenrückblickkalender**

Ziele

Während dieser Sitzung sollen Situationen besprochen werden, in denen erneutes Konsumverhalten droht, sowie alternative Umgangsweisen mit solchen Situationen gefunden werden.
Zwei grundlegende Ziele sollen erreicht werden: 1) Situationen erkennen, die zu erneutem Substanzkonsum führen könnten. 2) Neue Möglichkeiten erarbeiten, anhand derer ein Rückfall verhindert werden kann.

Durchführung

1. **Wochenrückblickkalender**
2. **Hausaufgabe besprechen:** Berichtet von einem Skill, der angewendet wurde
3. **Ziele** der heutigen Sitzung vorstellen
4. **Einleitung:** Zu Beginn der Genesung trifft man oft auf Situationen, die schwierig werden können. Heute wollen wir für solche Situationen neue Verhaltensweisen erarbeiten.
5. **Handout Seite 1–2:**
   a) Teilnehmer*innen sollen sich selber Situationen überlegen
      i) Beispiele: Auf Partys alte Freunde treffen, Langeweile, negative Gefühle (Wut, Trauer)
   b) Einzelne Situationen besprechen, Teilnehmer*innen sollen selber Möglichkeiten finden.
   Ziele:
      i) Neuen Freundeskreis aufbauen; alte, nicht konsumierende Freunde kontaktieren
      ii) Neue Hobbys entdecken, alte Hobbys wiederaufnehmen
      iii) Alltag strukturieren, Plan machen
      iv) Situationen verlassen, die schwierig sind oder in denen man sich unwohl fühlt
      v) ACHTUNG: Suchtverschiebungsansätze besprechen, wenn sie vorkommen: Alkohol, Rauchen, Zocken, Medienkonsum etc.
6. **Handout Seite 3:**
   a) Welche Situationen spielen bei Teilnehmer*innen demnächst eine Rolle?
7. **Reflektion:** Wurden die Ziele erreicht?
8. **Wochenchallenge:** Eine besprochene alternative Handlungsweise anwenden.
9. **Achtsamkeitsübung**
10. **Feedbackbarometer**
11. **Drogenurintest**

Sitzung 5 – Rückfälle und Stress

Material

- Flipchart
- Stifte und **Teilnehmerhandouts** – Sitzung 5
- **Wochenrückblickkalender**

Ziele

In dieser Sitzung soll geklärt werden, was ein Rückfall und ein Rückfalldrift ist sowie welche Schutzmöglichkeiten vor solchen Situationen ergriffen werden können.
Drei grundlegende Ziele sollen erreicht werden: 1) Was bedeutet Rückfalldrift? 2) Welche Aktivitäten können die Gesundung verankern? 3) Wie kann erkannt werden, wie hoch das Stresslevel ist und wodurch kann dem entgegengewirkt werden?

Durchführung

1. **Wochenrückblickkalender**
2. **Hausaufgabe besprechen:** Rückblick auf schwierige Situationen und den Umgang damit
3. **Ziele** der heutigen Sitzung vorstellen
4. **Einleitung:**
   a) Thema: Rückfälle. Was stellt sich jeder unter einem Rückfall vor? Was ist ein Rückfall für jeden persönlich? Welcher Konsum mit welcher Substanz ist ein Rückfall?
   b) Herausarbeiten, dass es persönliche Definitionen von Rückfällen gibt.
5. **Handout Seite 1:**
   a) Lesen → Von der Gruppe die wichtigsten Punkte zusammenfassen lassen:
      i) Rückfälle passieren nicht plötzlich
      ii) Man gleitet langsam in Rückfälle hinein (auch bekannt als Rückfalldrift)
      Dieses Gleiten kann man vermeiden durch „Wurzeln“
6. **Handout Seite 2:**
   a) Welche Wurzeln habt ihr? → Jeder stellt seine Wurzeln vor
   b) Darauf achten, dass diese spezifisch sind!
7. **Handout Seite 3:**
   a) Welche Dinge stressen euch und wie könnt ihr damit besser umgehen?
8. **Reflektion:** Wurden die Ziele erreicht?
9. **Wochenchallenge:** Stärke in der kommenden Woche jeden Tag eine deiner Wurzeln! Berichte von den Herausforderungen dabei.
10. **Achtsamkeitsübung**
11. **Feedbackbarometer**
12. **Drogenurintest**

Sitzung 6 – Selbstwert

Material

- Flipchart
- Stifte und **Teilnehmerhandouts** – Sitzung 6
- **Wochenrückblickkalender**

Ziele

In dieser Sitzung soll verdeutlicht werden, was unter dem Begriff Selbstwert zu verstehen ist und was jeder Einzelne tun kann, um den eigenen Selbstwert zu stärken.
Zwei grundlegende Ziele sollen erreicht werden: 1) Aus welchen Bestandteilen setzt sich der erlebte Selbstwert zusammen? 2) Welche Aktivitäten können für die Zukunft geplant werden, die den Selbstwert des Einzelnen stärken?

Durchführung

1. **Wochenrückblickkalender**
2. **Hausaufgabe besprechen:** Von Ankerketten berichten
3. **Ziele** der heutigen Sitzung vorstellen
4. **Whiteboard:** Haus des Selbstwertes am Whiteboard vorstellen, die Bausteine leer lassen.
5. **Handout Seite 1:**
   a) Welche *generellen* Bausteine kommen in die vier Säulen? Vorschlag auf der folgenden Seite
   b) Wofür brauchen wir ein Selbstwertgefühl?
6. **Handout Seite 2:**
   a) Aus welchen Bausteinen besteht *euer* Haus? Besprechung jedes Hauses.
7. **Handout Seite 1:**
   a) Welche Säulen sind bei euch noch nicht stabil? Findet mindestens eine Aktivität, um jede Säule zu stabilisieren.
8. **Reflektion:** Wurden die Ziele erreicht?
9. **Wochenchallenge:** Die ausgewählte Aktivität in der nächsten Woche durchführen.
10. **Achtsamkeitsübung**
11. **Feedbackbarometer**
12. **Drogenurintest**

Sitzung 6 – Selbstwert (Fortsetzung)

Selbstwert			
Mich selber akzeptieren	Vertrauen in meine Fähigkeiten	Erfolgreicher Umgang mit anderen Menschen	Beziehungen, die mich unterstützen
Mein Körper	Sachen auszuhalten	Nähe und Distanz regulieren	Befriedigende Partnerschaft
Meine Persönlichkeit	Dinge gut machen	Flexibel reagieren können	Freunde und Familie
Meine Schwächen	Ziele erreichen	Mit fremden Menschen umgehen	Zuverlässigkeit geben und erleben
Meine Stärken	Bestimmte Sachen sein lassen	Schwierige Interaktionen meistern	Für andere wichtig sein
Beziehung zu mir selbst		Beziehung zu anderen	

Sitzung 7 – Aufrichtigkeit

Material

- Flipchart
- Stifte und **Teilnehmerhandouts** – Sitzung 7
- **Wochenrückblickkalender**

Ziele

In dieser Sitzung soll geklärt werden, wie wichtig eigene Aufrichtigkeit mit sich selbst und anderen im Rahmen des Gesundungsprozesses ist.
Drei grundlegende Ziele sollen erreicht werden: 1) Widerspruch zwischen Wunsch der Genesung und weiterhin bestehender Unaufrichtigkeit. 2) Aufzeigen von Schwierigkeiten in Verbindung mit Aufrichtigkeit. 3) Erarbeitung der persönlichen Aufrichtigkeit als Grundlage des Genesungsprozesses.

Durchführung

1. **Wochenrückblickkalender**
2. **Hausaufgabe besprechen:** Wurde die Aktivität in der vergangenen Woche durchgeführt?
3. **Ziele** der heutigen Sitzung vorstellen
4. **Frage an die Gruppe:** Was heißt für euch Ehrlichkeit/Aufrichtigkeit?
   a) Herausarbeiten, dass Aufrichtigkeit für jeden etwas Anderes bedeuten kann. ABER nur komplette Aufrichtigkeit ist richtige Aufrichtigkeit.
5. **Handout Seite 1:**
   a) Inwiefern fällt Aufrichtigkeit schwer?
   b) Warum ist es schwierig in diesen Situationen ehrlich zu sein?
   c) In welchen Situationen wollt oder könnt ihr nicht ehrlich sein (z.B. Selbstschutz, Schutz vor anderen)?
   d) Was sind Alternativen, wenn ihr nicht ehrlich sein könnt oder wollt? Beispiel: Ehrlich sagen, dass man keine Aussage machen möchte.
   e) Wenn man noch aktiv konsumiert, was kann dann schwierig an Aufrichtigkeit sein?
6. **Reflektion:** Wurden die Ziele erreicht?
7. **Wochenchallenge:** In der nächsten Woche mit einem/einer Freund*in oder Angehörigen ehrlich über den Substanzkonsum sprechen.
8. **Achtsamkeitsübung**
9. **Feedbackbarometer**
10. **Drogenurintest**

Sitzung 8 – Depression

Material

- Flipchart
- Stifte und **Teilnehmerhandouts** – Sitzung 8
- **Video – Depression**
- **Wochenrückblickkalender**

Ziele

In dieser Sitzung soll erarbeitet werden, inwieweit Symptome einer Depression mit dem Substanzkonsum in Verbindung stehen und wie diese beeinflussbar sind.
Drei grundlegende Ziele sollen erreicht werden: 1) Was sind die konkreten Symptome einer Depression? 2) Aufzeigen des Zusammenhangs zwischen Gefühlen, Gedanken und dem Verhalten. 3) Möglichkeiten des Einflusses auf den Teufelskreis der Depression.

Durchführung

1. **Wochenrückblickkalender**
2. **Hausaufgabe besprechen:** Wie verlief das aufrichtige Gespräch?
3. **Ziele** der heutigen Sitzung vorstellen
4. **Video – Depression anschauen**
5. **Übung 1:**
   a) Auf Flipchart Symptome einer Depression sammeln. Geordnet nach Kategorien: Gefühle, Gedanken, (Konsum)Verhalten
5. **In der Gruppe:**
   a) Zusammenhang herstellen zwischen Gefühlen, Gedanken, Konsumverhalten. Verbindung zu Seite 1 des Teilnehmer*innen-Handouts: Die drei Aspekte beeinflussen sich gegenseitig und das Verändern eines Aspektes beeinflusst die anderen mit. Wenn ich also mein Konsumverhalten ändere, beeinflusst das meine Gedanken und Gefühle!
6. **Handout Seite 2 + 3:**
   a) Den Abstieg und Aufstieg der Depression erklären
   b) Welche Schritte kommen in die leeren Kästchen?
7. **Handout Seite 4:**
   a) Angenehme Aktivitäten finden. Wie kann man den Abstieg in die Depression durchbrechen?
8. **Reflektion:** Wurden die Ziele erreicht?
9. **Wochenchallenge:** Eine neue angenehme Aktivität ausprobieren.
10. **Achtsamkeitsübung**
11. **Feedbackbarometer**
12. **Drogenurintest**

Sitzung 9 – Langeweile

Material

- Flipchart
- Stifte und **Teilnehmerhandouts** – Sitzung 9
- **Wochenrückblickkalender**

Ziele

Diese Sitzung soll Langeweile als Konsumtrigger aufzeigen und Tagesstruktur als Gegenmaßnahme vorschlagen.
Drei Ziele sollen erreicht werden: 1) Verstehen, was an Langeweile problematisch ist. 2) Verständnis für die Wichtigkeit einer Tagesstruktur erarbeiten. 3) Einen Tag durchplanen können, um Langeweile vorzubeugen.

Durchführung

1. **Wochenrückblickkalender**
2. **Hausaufgabe besprechen:** Wurde die angenehme Aktivität in der vergangenen Woche durchgeführt?
3. **Ziele** der heutigen Sitzung vorstellen
4. **Frage an die Gruppe:** Ist/war Langeweile bei euch ein Trigger?
5. **Handout Seite 1 + 2:**
   a) Aufgabe 1 + 2: Herausarbeiten, wie sich der Alltag mit und ohne Konsum unterscheidet → Es besteht die Möglichkeit, dass Langeweile aufkommt.
   b) Was kennen die Teilnehmer*innen schon, um gegen Langeweile vorzugehen?
   c) Was sind Dinge, die man noch machen kann?
   d) Nochmal wiederholen, warum es wichtig ist, gegen Langeweile vorzugehen (um Suchtdruck/Konsum vorzubeugen)
6. **Handout Seite 3:**
   a) Jeder erstellt einen Tagesplan für den nächsten Tag (ggf. den nächsten Tag, der nicht extern vorstrukturiert ist)
   b) Besprechung der Tagespläne – Lücken identifizieren, problematische Aktivitäten ansprechen
8. **Reflektion:** Wurden die Ziele erreicht?
9. **Wochenchallenge:** Tagesplan für jeden Wochentag erstellen → Wochenplan an jeden austeilen.
10. **Achtsamkeitsübung**
11. **Feedbackbarometer**
12. **Drogenurintest**

Sitzung 10 – Gefühle erkennen

Material

- Flipchart
- Stifte und **Teilnehmerhandouts** – Sitzung 10
- **Wochenrückblickkalender**

Ziele

Diese Sitzung soll es den Teilnehmer*innen ermöglichen, Gefühle benennen zu können sowie Ursachen und Auswirkungen von Gefühlen zu verstehen.
Die grundlegenden Ziele lauten: 1) Erkennen, was Gefühle sind. 2) Besprechen, welche Gefühle es gibt. 3) Den Zusammenhang zwischen Gedanken, Körperreaktion und Verhalten verstehen.

Durchführung

1. **Wochenrückblickkalender**
2. **Hausaufgabe besprechen:** Rückblick auf den ausgefüllten Wochenplan
3. **Ziele** der heutigen Sitzung vorstellen
4. **Handout Seite 1:**
   a) Welche Gefühle kennt ihr? Wie fühlen sich die Gefühle im Körper an? Was wollt ihr tun, wenn ihr das Gefühl habt?
5. **Handout Seite 2:**
   a) Warum sind Gefühle wichtig?
   b) In welchen Situationen können Gefühle Probleme bereiten?
   c) Fazit ziehen: Sind Gefühle eher nützlich oder unnütz? Warum haben wir Gefühle?
6. **Handout Seite 3:**
   a) Wie kann ich mehr über meine Gefühle erfahren?
   b) Wie weiß ich, woher meine Gefühle kommen?
   c) Man überlegt sich genau, in welchen Situationen die Gefühle auftreten
7. **Frage an die Gruppe:** Mit Blick auf Rückfälle und Konsum → Warum ist es wichtig, seine Gefühle zu erkennen? Welche Rolle spielen Gefühle beim Konsum?
8. **Reflektion:** Wurden die Ziele erreicht?
9. **Wochenchallenge:** Gefühlsprotokoll ausfüllen.
10. **Achtsamkeitsübung**
11. **Feedbackbarometer**
12. **Drogenurintest**

Sitzung 11 – Gefühle verändern

Material

- Flipchart
- Stifte und **Teilnehmerhandouts** – Sitzung 11
- **Wochenrückblickkalender**

Ziele

Diese Sitzung soll konkretes Handlungswissen im Umgang mit Gefühlen erarbeiten.
Zwei Ziele werden verfolgt: 1) Den Teilnehmer*innen ermöglichen, sich selber positive Erfahrungen bzw. Gefühle zu schaffen. 2) Möglichkeiten finden, um mit negativen Gefühlen umzugehen. Die Maßnahmen zum Umgang mit Gefühlen werden aus dem Wissen über Gefühle und deren Zusammenhang mit Gedanken und Verhalten aus der vorhergehenden Sitzung abgeleitet.

Durchführung

1. **Wochenrückblickkalender**
2. **Hausaufgabe besprechen:** Gefühlsprotokoll
3. **Ziele** der heutigen Sitzung vorstellen
4. **Einführung:** Letzte Woche haben wir Gefühle kennengelernt und verstanden, wie wir diese erkennen können. Heute wollen wir darüber reden, wie wir Gefühle ändern oder hervorrufen können.
5. **Handout Seite 1:**
   a) Wie kann man positive Gefühle hervorrufen?
   b) Was bedeuten die drei Aspekte? Was stellt ihr euch unter den drei Aspekten vor?
   c) Aufmerksam sein: Positive Dinge der letzten 24 h aufzählen
   d) Vorschlag: Tagebuch mit positiven Dingen
6. **Handout Seite 2:**
   a) Kreise die Dinge davon ein, die du angenehm findest
   b) Ergänze möglichst angenehme Aktivitäten
7. **Handout Seite 3:**
   a) Was sind eure langfristigen Ziele?
   b) Was musst du als Nächstes unternehmen, um deinem Ziel näher zu kommen? Einen Schritt pro gefundenes Ziel
8. **Handout Seite 4:**
   a) Wie kann man auftretende negative Gefühle ändern?
   b) Für jedes Gefühl das Gegenteil finden
9. **Reflektion:** Wurden die Ziele erreicht?
10. **Wochenchallenge:** Positive Erfahrungen schaffen, eine der Aktivitäten aus der Liste durchführen und Selbsteinschätzung nach der Aktivität
11. **Achtsamkeitsübung**
12. **Feedbackbarometer**
13. **Drogenurintest**

Sitzung 12 – Rückfallrechtfertigung

Material

- Flipchart
- Stifte und **Teilnehmerhandouts** – Sitzung 12
- **Wochenrückblickkalender**

Ziele

Während dieser Sitzung sollen bereits erlebte Rückfallanlässe besprochen werden, um aufzuzeigen, in welchen Situationen bereits jetzt ein Rückfallrisiko vorliegt.
Drei grundlegende Ziele sollen erreicht werden: 1) Die Gründe für eigene Rückfälle reflektieren. 2) Herausfinden, welche Rückfallrechtfertigungen einem zur Gefahr werden können. 3) Feststellen, dass es keine guten Gründe für erneuten Konsum gibt.

Durchführung

1. **Wochenrückblickkalender**
2. **Hausaufgabe besprechen:** Tabelle mit positiven Erfahrungen vorstellen
3. **Ziele** der heutigen Sitzung vorstellen
4. **Handout Seite 1:**
   a) Gründe für geschehene Rückfälle sammeln
   b) War in einer der Situationen der Rückfall gerechtfertigt? Wenn ja, warum?
   c) Was denkt die Gruppe über die Rechtfertigung? Ziel: Feststellen, dass durch den Konsum nicht erreicht wurde, was eigentlich gewollt war!
   d) Gibt es andere Gründe, warum jemand rückfällig werden könnte? Beispiele: *Freunde konsumieren, man will etwas feiern, es geht einem schlecht, man denkt, man ist geheilt*
5. **Handout Seite 2:**
   a) Gibt es Situationen, die eurer Meinung nach einen erneuten Konsum rechtfertigen? Wenn ja, welche?
   b) Welche Ziele sollen in diesen Situationen mit dem Konsum erreicht werden?
   c) Erreicht man durch Konsum diese Ziele?
   d) Welche Alternativen gibt es, um die gleichen Ziele zu erreichen?
6. **Fazit ziehen:** Keiner der Gründe rechtfertigt erneuten Konsum. Konsum hilft nicht dabei, die Ziele zu erreichen.
7. **Reflektion:** Wurden die Ziele erreicht?
8. **Wochenchallenge:** Wähle eine Rechtfertigung aus, die dich zum Konsum geführt hat oder dich zum Konsum führen könnte. Überlege dir eine Alternative, um das gleiche Ziel ohne Konsum zu erreichen.
9. **Achtsamkeitsübung**
10. **Feedbackbarometer**
11. **Drogenurintest**

Sitzung 13 – Anti-Rückfall-Training

Material

- Flipchart
- Stifte und **Teilnehmerhandouts** – Sitzung 13
- **Wochenrückblickkalender**
- **Notfallplan**

Ziele

Diese Sitzung baut auf dem erlernten Rückfallwissen aus der vorherigen Sitzung auf.
Das zentrale Ziel ist die momentane Rückfallgefahr einzuschätzen. Anschließend werden bekannte Gegenmaßnahmen aufgegriffen, die in Sitzung 3 „Skills" erarbeitet wurden, einschließlich dem Notfallplan.

Durchführung

1. **Wochenrückblickkalender**
2. **Hausaufgabe besprechen:** Wie seid ihr mit Rückfallrechtfertigungen umgegangen?
3. **Ziele** der heutigen Sitzung vorstellen
4. **Einleitung:** Letzte Woche wurde besprochen, welche Situationen zum Rückfall führen können bzw. in welchen Situationen ihr Rückfälle für gerechtfertigt haltet. Heute wollen wir überlegen, was ihr bereits gelernt habt, um Rückfällen vorzubeugen.
5. **Handout Seite 1:**
   a) Die Elemente der vorherigen Sitzungen durchgehen. Die Teilnehmer*innen sollen jeden Punkt noch einmal wiederholen und überlegen, was in der jeweiligen Sitzung besprochen wurde.
   b) Welche Fähigkeit gelingt am besten?
   c) Welche Fähigkeiten sind Schwachstellen?
6. **Handout Seite 2:**
   a) Zu jeder Schwachstelle sollen 1–3 *spezifische* Aktivitäten gefunden werden, die diese Schwachstelle trainieren. Beispiel: *Schwachstelle: Skills anwenden, Training: spezifische Situationen aufschreiben, in denen in der kommenden Woche ein Skill angewandt wird. Am besten den Skill auch schon benennen.*
   b) Wiederholung **Notfallplan**: Was habt ihr euch bisher notiert? Habt ihr inzwischen neue Sachen gelernt, die ihr ergänzen wollt?
7. **Reflektion:** Wurde das Ziel erreicht?
8. **Wochenchallenge:** Trainiere eine deiner Schwachstellen mit den gefundenen Aktivitäten.
9. **Achtsamkeitsübung**
10. **Feedbackbarometer**
11. **Drogenurintest**

Sitzung 14 – Persönliche Grenzen

Material

- Flipchart
- Stifte und **Teilnehmerhandouts** – Sitzung 14
- **Wochenrückblickkalender**

Ziele

In dieser Sitzung sollen gesunde Grenzen in sozialen Beziehungen erkannt und Handlungswissen zur Wahrung dieser Grenzen erarbeitet werden.
Die zwei Ziele lauten. 1) Lernen, „Ja" und „Nein" zu sagen. 2) Erkennen, ob man in Missbrauchsbeziehungen steckt.

Durchführung

1. **Wochenrückblickkalender**
2. **Hausaufgabe besprechen:** Wie wurde mit den besprochenen Situationen umgegangen?
3. **Ziele** der heutigen Sitzung vorstellen
4. **Handout Seite 1:**
   a) Grenzen müssen *flexibel, sicher* und *stabil* sein!
   b) *Flexibel* = Sich von Leuten trennen zu können, die einem nicht guttun. *Sicher* = Sich vor Ausnutzung schützen können. *Stabil* = Sich auf Leute für längere Zeit einlassen können.
5. **Handout Seite 2:**
   a) Sind deine Grenzen zu weit gezogen? Wenn die Mehrzahl der Fragen mit „Ja" beantwortet wird, kann es sein, dass deine Grenzen nicht *stabil* oder *sicher* genug sind.
   b) Sind deine Grenzen zu eng gezogen? Wenn die Mehrzahl der Fragen mit „Ja" beantwortet wird, kann es sein, dass deine Grenzen nicht flexibel genug gezogen sind.
6. **Handout Seite 3:**
   a) In welchen Situationen sollte man „Nein" sagen? Beispiele: *Drogen ablehnen; Dinge für sich behalten; sich nur um andere kümmern statt um sich selbst; Dinge versprechen, die man nicht halten kann.*
   b) Was sind Wege, um „Nein" zu sagen? Beispiele: *Höflich ablehnen (Nein, danke); die Wahrheit sagen (Ich möchte nicht konsumieren, weil ich ein Drogenproblem habe); Konsequenzen festlegen (Wenn du das weiter machst, werde ich den Kontakt abbrechen).*
   c) Probiere es aus! Wenn genug Zeit vorhanden ist, können Situationen durchgespielt werden, z. B. Drogen auf einer Party ablehnen; ein/eine Freund*in konsumiert, obwohl du ihn gebeten hast, das nicht zu tun; jemand möchte Dinge von dir wissen, die du nicht bereit bist zu teilen.
7. **Handout Seite 4:**
   a) In welchen Situationen sollte man „Ja" sagen? Beispiele: *Jemanden auf ein Date einladen; deinem Therapeuten sagen, wie du dich wirklich fühlst; bei einer Einladung zusagen.*
   b) Probiere es aus! Wenn genug Zeit vorhanden ist, können Situationen durchgespielt werden, z. B. du lädst jemanden auf einen Kaffee ein; du erzählst jemandem von einer Schwäche von dir; du redest über deinen Suchtdruck mit jemandem.

8. **Handout Seite 5:**
   a) Wenn eine der Fragen mit „Ja“ beantwortet wird, sollte man die Gesundheit der Beziehung überdenken. Sind die Grenzen vielleicht zu offen? Nicht stabil oder sicher genug?
   b) Welche Schritte kann man unternehmen, um sich von der Beziehung zu entfernen?
9. **Reflektion:** Wurden die Ziele erreicht?
10. **Wochenchallenge:** Suche dir eine Situation zum „Nein“ und eine Situation zum „Ja“ sagen.
11. **Achtsamkeitsübung**
12. **Feedbackbarometer**
13. **Drogenurintest**

Sitzung 15 – Alkohol

Material

- Flipchart
- Stifte und **Teilnehmerhandouts** – Sitzung 15
- **Wochenrückblickkalender**

Ziele

In dieser Sitzung soll geklärt werden, warum der eigene Alkoholkonsum reduziert und bestenfalls auch aufgegeben werden sollte.
Die beiden Ziele lauten. 1) Reflektion des Alkoholkonsums. 2) Ziele setzen für den zukünftigen Alkoholkonsum.

Durchführung

1. **Wochenrückblickkalender**
2. **Hausaufgabe besprechen:** In welchen Situationen habt ihr euer Recht durchgesetzt?
3. **Ziele** der heutigen Sitzung vorstellen
4. **Handout Seite 1:**
   a) AUDIT – Konsumreflektion
   b) Cut-off-Werte: 3: gefährlich, 5: schädlich, 7: abhängig
5. **Am Flipchart:**
   a) Pro/Kontra des eigenen Konsums sammeln
6. **Handout Seite 2:**
   a) Was ist ein kontrollierter Konsum für euch?
   b) Häufigkeit, Menge, Rauschlevel. Wann trinke ich gar nicht?
   c) Vorstellung der Konsumziele. Welchen Zweck erfüllt das Trinken? Kann man das Trinken durch etwas anderes ersetzen?
   d) Empfehlungen der DHS vorstellen. Wichtig: Empfehlungen sind für Erwachsene! Für Jugendliche ist kein Konsum zu empfehlen.
7. **Reflektion:** Wurden die Ziele erreicht?
8. **Wochenchallenge:** Alkoholziele umsetzen.
9. **Achtsamkeitsübung**
10. **Feedbackbarometer**
11. **Drogenurintest**

Sitzung 16 (geschlossenes Gruppenformat) – Abschluss

Material

- Flipchart
- **Wochenrückblickkalender**
- Ausgefüllter **Notfallplan** aus früherer Sitzung
- Leerer Zettel
- Ggf. Aschenbecher und Feuerzeug
- **Urkunde**

Ziele

In der geschlossenen Gruppe ist dies die letzte Sitzung. Es soll gemeinsam ein Rückblick auf das Erarbeitete geworfen werden.
Die Ziele lauten. 1) Feststellen, was man mitnehmen kann. 2) Ein Fazit zur Gruppe zu ziehen. Außerdem soll ein weiteres Mal die Anwendung des Notfallplans wiederholt werden.

Durchführung

1. **Wochenrückblickkalender**
2. **Hausaufgabe besprechen:** Wurden die Alkoholziele eingehalten?
3. **Ziele** der heutigen Sitzung vorstellen
4. **Übung 1:**
   a) Was lasse ich hier? Und was nehme ich mit?
   → Zettel mit Sachen, die man hier lässt, verbrennen/wegwerfen. Objekte, die man mitnimmt, die daran erinnern, was man mitnimmt.
5. **Übung 2:**
   a) Jeder stellt seine Ziele für die nächsten 3 Monate vor.
   b) Was hilft dir das Ziel zu erreichen? Was sind deine Wurzeln?
6. **Wiederholung: Notfallplan**
7. **Rückmeldung:**
   Teilnehmer*innen die Möglichkeit für Rückmeldungen geben
8. **Abschluss:** Verleihung der **Urkunden**

Sitzung 16 (offenes Gruppenformat) – Suchtverschiebung

Material

- Flipchart
- Stifte und **Teilnehmerhandouts** – Sitzung 16
- **Wochenrückblickkalender**

Ziele

In der offenen Gruppe wird, analog zum Thema Alkohol in Sitzung 15, der problematische Konsum anderer Substanzen bzw. Verhaltensweisen (Zocken, Rauchen, Glücksspiel, Internetgebrauch, Serien schauen) offengelegt.
Die beiden Ziele lauten. 1) Reflektion bezüglich anderer problematischer Verhaltensweisen. 2) Ziele setzen für den eigenen Umgang.

Durchführung

1. **Wochenrückblickkalender**
2. **Hausaufgabe besprechen:** Habt ihr eure Alkoholziele erreicht?
3. **Ziele** der heutigen Sitzung vorstellen
4. **Handout Seite 1:**
   a) Konsumreflektion → Fragebogen Suchtverschiebung
   b) Runde machen: Wo steht jeder bezüglich anderer Verhaltensweisen?
5. **Handout Seite 2:**
   a) Pro/Kontra-Liste ausfüllen. Was spricht dafür/dagegen nichts zu ändern? Was spricht dafür/dagegen das Verhalten zu reduzieren?
6. **Handout Seite 3:**
   a) Ziele bezüglich des problematischen Verhaltens setzen. Wochenziel und Langzeitziel
7. **Reflektion:** Wurden die Ziele erreicht?
8. **Wochenchallenge:** Wochenziel erreichen, Handout Seite 4 ausfüllen.
9. **Achtsamkeitsübung**
10. **Feedbackbarometer**
11. **Drogenurintest**

6 Manual – Angehörigengruppe

Sitzung 1: Der Abhängigkeitsprozess

Material
- Beamer
- Laptop
- Präsentation: **Der Abhängigkeitsprozess**
- **Video – Einstieg und Suchtentstehung**

Ziele
Dies ist die Einleitungssitzung für die Angehörigengruppe. Es sollen drei grundlegende Ziele erreicht werden. 1) Allen Teilnehmer*innen sollen die Inhalte der Gruppe erläutert werden. 2) Die Gruppenleitung soll sich vorstellen und die Teilnehmer*innen sollen miteinander vertraut werden. 3) Es sollen die Grundlagen einer Abhängigkeitserkrankung erklärt werden. Am Ende der Sitzung sollen alle Teilnehmer*innen eine Abhängigkeit als Krankheit erkennen können und über den Verlauf dieser Krankheit informiert sein.

Durchführung
- Einführung:
    - Willkommen
    - Austeilen der **Teilnehmerhefte**
    - Vorstellung der Gruppenleitung
    - Vorstellung der Teilnehmer*innen: Name? Wo ist ihr Kind? Wie geht es ihm?
    - Anwesenheit prüfen
- Um einen Einstieg ins Thema zu geben kann hier das **Video – Einstieg und Suchtentstehung** gezeigt werden. Dazu kann auch etwas Hintergrund gegeben werden: Die Videos basieren auf den echten Erfahrungen einer Erwachsenen Frau die in ihrer Jugend mit einer Abhängigkeit zu kämpfen hatte.
- Präsentation: **Der Abhängigkeitsprozess**
- Abschluss:
    - Fragen?

Sitzung 2: Substanzkunde

Material

- Beamer
- Laptop
- Präsentation: **Substanzkunde**
- **Video – Konsumentwicklung und Konsequenzen**

Ziele

Diese Sitzung soll allen Teilnehmer*innen das nötige Hintergrundwissen zu den gängigen psychoaktiven Substanzen vermitteln. Die Teilnehmer*innen sollen eine Übersicht erhalten über die Substanzklassen und welche Substanzen jeder Klasse am weitesten verbreitet sind. Außerdem sollen zu den geläufigsten illegalen Substanzen (Cannabis, (Meth-)Amphetamin, MDMA) detaillierte Infos vermittelt werden. Am Ende sollen die Teilnehmer*innen die Möglichkeit haben Fragen zu stellen. Das Ziel sollte es sein, dass alle Teilnehmer*innen zufriedenstellend über die Wirkungen und Konsequenzen der Substanzen informiert sind, die ihr Kind konsumiert.

Durchführung

- Blitzlicht
  - Beispiel: „Wie war die letzte Woche?"
- Zur Veranschaulichung von Konsequenzen des Konsums ist hier angebracht das **Video – Konsumentwicklung und Konsequenzen** zu zeigen
- Präsentation: **Substanzkunde**
- Abschluss
  - Fragen?

Sitzung 3: Familien in der Genesung

Material

- Beamer
- Laptop
- Präsentation: **Familien in der Genesung**
- **Video – Familien in der Genesung**

Ziele

In der dritten Sitzung soll genauer auf den Ablauf der Genesung eingegangen werden. Die Teilnehmer*innen sollen lernen, welche Abschnitte normalerweise im Ablauf der Genesung auftreten. Zusätzlich sollte bei den Teilnehmer*innen ein Verständnis dafür entwickelt werden, dass die Genesung ein langer Prozess ist. Es sollte klar dargestellt werden, dass Rückschritte und Rückfälle für viele betroffen Jugendliche ein normaler Teil des Prozesses sind. Außerdem sollten die Teilnehmer*innen reflektieren können, inwiefern sie die Betroffenen in den verschiedenen Genesungsphasen unterstützen können.

Durchführung

- Blitzlicht
  - Beispiel: „Was ist in der letzten Woche Neues passiert?“
- Präsentation: **Familien in der Genesung**
- Um die Sitzung mit einer hoffnungsvollen Botschaft abzuschließen kann man hier das **Video – Familien in der Genesung** zeigen
- Abschluss
  - Fragen?

Sitzung 4: Rückfälle

Material

- **Teilnehmerheft**
- Rückfallreaktionen
- Rückfallsituationen
- **Therapeutische Fragen**

Ziele

Die Sitzung soll, aufbauend auf Sitzung 3, genauer auf Rückfälle eingehen. Es sollen 4 Ziele zusammen mit den Teilnehmer*innen erarbeitet werden. 1) Allen Teilnehmer*innen soll bewusst werden, dass Rückfälle normal sind und häufig vorkommen. 2) Die Teilnehmer*innen sollen über die Unterschiede eines Vorfalls (einmaliger Konsum ohne Verhaltensrückfall) und eines Rückfalls (Wiederauftreten des problematischen Verhaltensmusters) aufgeklärt werden. 3) Teilnehmer*innen erhalten die Möglichkeit zu reflektieren, wie sie mit einem Rückfall oder Vorfall umgehen würden. 4) Falls Bedarf besteht, können den Teilnehmer*innen alternative Reaktionsmöglichkeiten mitgegeben werden.

Durchführung

- Blitzlicht
- Einführung:
  - Die heutige Sitzung gibt den jugendlichen Gruppenteilnehmer*innen und ihren Angehörigen die Möglichkeit, **Fragen und Ängste hinsichtlich der Möglichkeit eines Rückfalls** zu besprechen.
  - Ein Rückfall in den Konsum von Drogen oder Alkohol kann nur auftreten, nachdem die Abstinenz erreicht ist.
  - Die meisten Jugendlichen erwerben die Fähigkeit zur Genesung **nicht, ohne dabei Fehler zu begehen**.
  - Vorfälle = einmaliger Konsum OHNE Verhaltensänderung
  - Rückfälle = Konsum plus Verhaltensänderung
  - Für Jugendliche in der Genesung und ihre Familienangehörigen ist es **normal, einen Rückfall zu befürchten**.
- Übung 1:
  - Frage an Eltern: Was sind **mögliche Reaktionen** bei einem Rückfall?
  - Wenn mögliche Reaktionen besprochen wurden, werden die **Karten mit den Rückfallreaktionen** ausgelegt und die Eltern können sie sich in Ruhe anschauen. Sie sollen überlegen, a) welche weitere Reaktionen bei Ihnen noch auftreten könnten, b) welche Reaktionen sie schon genannt haben, und c) welche Reaktionen sie für unangebracht halten.
- Übung 2:
  - **Karten mit Rückfallsituationen** besprechen: Wie würden die Eltern bzw. Angehörigen auf diese Situationen reagieren?
  - Um die Reaktionen der Eltern zu strukturieren können die **Therapeutischen Fragen** genutzt werden. Diese können eine nach der anderen bei jeder Situation durchgearbeitet werden.
  - Feedback: Welche Reaktionen wurden gewählt, was sagt die Gruppe?
- Übung 3:
  - **Eigene Situationen** mitbringen: Wie wurde reagiert? Welche Reaktion aus der Liste wäre besser/angebrachter/hilfreicher? → In der Gruppe vorstellen
  - Auch hier können die **Therapeutischen Fragen** genutzt werden um die Diskussion zu strukturieren
- Abschluss:
  - Letzte Fragen für sich selbst beantworten
  - Festlegen, was man sich vornimmt

Sitzung 5: Leben mit einer Abhängigkeit

Material

- **Teilnehmerheft**
- Tierkarten
- Situationskarten
- **Video – Leben mit Abhängigkeit**

Ziele

Diese Sitzung soll die Möglichkeit geben sich intensiver mit der Beziehung zu seinem Kind bzw. betroffenen Angehörigen auseinanderzusetzen. Einmal wird die Möglichkeit gegeben den Umgang mit seinem Kind zu reflektieren. Darauf aufbauend erhalten die Teilnehmer*innen die Möglichkeit sich bewusst zu werden, wie sie in verschiedenen Situationen mit dem Kind umgehen und welche Alternativen es gibt. Oberstes Ziel soll sein die Teilnehmer*innen zu einer Reflektion ihres eigenen Erziehungsstils zu leiten. Insbesondere soll die Reflektion im Austausch mit den anderen Teilnehmern und Teilnehmerinnen erreicht werden.

Durchführung

- Blitzlicht
  - Beispiel: „Was war in der letzten Woche schwierig und was ging gut?"
- Einführung:
  - Es geht heute um verschiedene **Verhaltensweisen,** die auftreten, wenn man mit dem Konsum des Kindes konfrontiert wird (auch übertragbar auf andere schwierige Situationen).
  - Außerdem etwas zum Thema: **Was die Sucht des Kindes mit einem selber macht**
  - Zum Abschluss gibt es positive Gedanken zum Kind
- Übung 1:
  - **Fragebogen im Teilnehmerheft**
  - Wie geht es Ihnen nach der Beantwortung?
- Übung 2:
  - Vorstellung der **Tierkarten**:
    - **Känguru:** sehr sorgsam, ummutternd, permissiver Erziehungsstil, klammernd, Schutz, Sicherheit
    - **Löwe:** autoritärer Stil, viel mit Strafe, Kontrollbedürfnis, Machtwunsch
    - **Delphin:** autoritativ, begleitend, frei; Beispiel: Liste von Freunden haben
      - Das **Video – Leben mit einer Abhängigkeit** zeigen. Was denken die Eltern welcher Erziehungsstil hier angewendet wurde?
      - Eine **Situationskarte** wählen und zeigen, wie sich jeder der drei Typen verhalten würde. Erklärung: Man kann in jeder Situation ein anderer Typ sein. Sind manchmal verschiedene Typen angebracht?
      - Stimmt es mit Ihrer Erfahrung überein? Können Sie Beispiele bringen, wo Sie sich in verschiedener Art und Weise verhalten haben? Wann waren Sie Löwe/streng? Wann waren Sie Känguru/klammernd etc.?
- Abschluss:
  - Ressourcenübung: Was sind positive Charaktereigenschaften Ihres Kindes bzw. Angehörigen? Was kann er/sie am besten? Beschreiben Sie ein schönes gemeinsames Erlebnis.

Sitzung 6: Kommunikation

Material

- **Video – Kommunikation**
- **Teilnehmerheft**

Ziele

Dies ist die erste von zwei Sitzungen zum Thema Kommunikation. Es stehen in dieser Sitzung zwei große Ziele im Vordergrund. Einerseits soll mit den Teilnehmer*innen erarbeitet werden, was die Grundlagen einer positiven Kommunikation sind. Die Teilnehmer*innen kriegen die Möglichkeit ein Verständnis für gute Kommunikation zu entwickeln. Im zweiten Teil sollen die Teilnehmer*innen dann ihre eigene Kommunikation reflektieren. Sie sollen die Möglichkeit bekommen ihren persönlichen Kommunikationsstil und potenzielle Kommunikationsschwierigkeiten zu entdecken.

Durchführung

- Blitzlicht
  - Beispiel: „Auf einer Skala von 1–10: Wie gut haben Sie in der letzten Woche mit Ihrem Kind kommuniziert?"
- Einführung:
  - Man kann nicht „nicht kommunizieren".
  - Gefühle beeinflussen, wie man mit seinem Kind kommuniziert.
  - Worte sind bedeutsam, denn sie lösen Emotionen aus, und diese lösen Handlungen aus.
  - ABER: **Man kann positive Kommunikation erlernen.**
  - Dadurch unterstützen Sie Ihr Kind bei der Genesung.
- Zeigen Sie das **Video – Kommunikation**. Was denken Sie funktioniert gut in der Kommunikation zwischen Eltern und Kind? Was funktioniert nicht so gut?
- Übung 1:
  - **Handout 1** zusammen durchgehen
  - Zu jedem Punkt reflektieren, z. B.: „Wann ist Ihnen dies das letzte Mal gelungen?"
  - Welche Punkte laufen bei Ihnen gut? Was fällt schwer?
- Übung 2:
  - Beispiele durchsprechen (**Lösungsvorschläge** im digitalen Zusatzmaterial)
  - Was kann man anders machen?
  - Eigene Beispiele
- Abschluss:
  - Gute Kommunikation kann man lernen.
  - Nächste Woche geht es weiter!

Sitzung 7: Gewaltfreie Kommunikation

Material
- Whiteboard/Flipchart
- Stifte
- **Teilnehmerheft**

Ziele
Aufbauend auf Sitzung 6 soll in dieser Sitzung weiter an der Kommunikation gearbeitet werden. Insbesondere soll das Konzept der Gewaltfreien Kommunikation (GfK) erläutert werden. Die Teilnehmer*innen sollen die Grundpfeiler der GfK kennen lernen und verstehen. Zusätzlich sollen alle die Möglichkeit erhalten diese Grundpfeiler in verschiedenen Rollenspielen anzuwenden. Es soll das Bewusstsein geschaffen werden, wie man gewaltfrei kommunizieren kann und welche Hindernisse dabei auftreten. Zusätzlich muss klar kommuniziert werden, dass die GfK ein Werkzeug ist, das man in bestimmten Situationen anwenden kann, jedoch kein Allheilmittel.

Durchführung
- Blitzlicht
  - Beispiel: „Was ist Ihnen in der letzten Woche an Ihrer Kommunikation aufgefallen?"
- Einführung:
  - Die heutige Sitzung behandelt Gewaltfreie Kommunikation.
  - Es soll darum gehen, angemessen mit seinem Kind zu kommunizieren.
  - Wir besprechen Situationen, die Sie möglicherweise erleben werden oder erlebt haben.
  - Es können auch eigene Situationen vorgestellt werden.
- Die **4 Schritte** am Flipchart besprechen
- Unterschied **Gefühle vs. Gedanken** erklären – Hilfestellung dafür ist im **Teilnehmerheft** – Sitzung 7 zu finden
- **Teilnehmerheft** „Hintergrundinfos" lesen
- **Rollenspiele** der Gruppenleiter*innen
  - Eine der **Situationen** auswählen. Einmal normal vorspielen. Einmal vorspielen mit GfK.
- Besprechen der **mitgebrachten Situationen**
  - Gewaltfreie Kommunikation beachten
  - Um die Übung zu erleichtern haben die Teilnehmer*innen im **Teilnehmerheft** jeweils eine **Liste mit Bedürfnissen und Gefühlen**, die sie nutzen können um ihre Antwort zu strukturieren
  - Feedback geben
  - Möglichst nah am Schema bleiben
- Möglichkeit für Eltern, **eigene Situationen** einzubringen
  - Auch hier können die **Listen mit Bedürfnissen und Gefühlen** zu Hilfe geholt werden um eine Reaktion nach dem GfK Schema zu bilden
- Abschluss:
  - Hinweis auf **GfK als Werkzeug** – Übung macht den Meister
  - Sitzung 8: Essen mitbringen?
  - Wünsche für letzte Sitzung?

Sitzung 8: Und wer denkt an mich?

Material

- **Teilnehmerheft**
- Getränke, Kekse etc.
- Laptop, Beamer, Lautsprecher
- **Video – Rolle der Eltern**

Ziele

Falls das Thema der Gewaltfreien Kommunikation noch mehr Aufmerksamkeit benötigt, bietet diese Sitzung Zeit dafür. Als Hauptthema soll jedoch der Fokus vom Kind in Behandlung zum Rest der Familie geschwenkt werden. Einerseits soll mit den Teilnehmern und Teilnehmerinnen der Wert von Selbstfürsorge in den Vordergrund gestellt werden. Damit einhergehend sollen dann auch klar Möglichkeiten besprochen werden, wie man Selbstfürsorge betreiben kann. Zusätzlich besteht die Möglichkeit für Teilnehmer*innen auch den Umgang mit Geschwisterkindern zu reflektieren und zu überlegen, wie man die gesamte Familie in positiver Weise einschließen kann. Da dies die letzte Sitzung alleine mit den Eltern ist, ist es auch eine gute Möglichkeit Rückmeldungen zu erhalten und/oder offene Fragen zu beantworten. Außerdem ist diese Sitzung ein guter Zeitpunkt, um zukünftige Hilfemöglichkeiten zu erläutern.

Durchführung

- Blitzlicht
  - Beispiel: „Die letzte Woche war gut/schlecht, weil ..."
- Einführung:
  - Noch Bedarf zu GfK?
- Handout im **Teilnehmerheft** zu Hilfsmaßnahmen durchgehen
- **Video – Rolle der Eltern** anschauen
  - Inwiefern sehen die Eltern Überschneidungen zwischen den beschriebenen Eltern im Video und ihrem Leben?
  - Was sehen sie als die wichtige Botschaft des Videos?
- Falls Sitzung 9 durchgeführt wird, soll diese Sitzung auch genutzt werden um sich darauf vorzubereiten
  - Was sind die Wünsche und Hoffnungen die die Eltern für Sitzung 9 haben?
  - Was sind Sorgen oder Ängste die sie bezüglich Sitzung 9 haben?
- Abschluss:
  - Auf Links aufmerksam machen

Sitzung 9: Mehrfamiliengruppe

Material
- **Teilnehmerheft**
- **Vorlage – Gehirn**

Ziele
Diese Sitzung findet gemeinsam mit den betroffenen Kindern und den Angehörigen statt. Das Hauptziel soll sein, dass die Teilnehmer*innen Verständnis für die anderen Mitglieder ihrer Familie entwickeln. Insbesondere sollen die Teilnehmer*innen verstehen, was andere Familienmitglieder hauptsächlich beschäftigt. Die Sitzung soll Teilnehmer*innen die Möglichkeit geben eine Reflektion über ihre Beziehungen innerhalb der Familie vorzunehmen.

Durchführung
- Blitzlicht
  - Beispiel: „Die letzte Woche war gut/schlecht, weil ..."
- Einführung:
  - Heute die ganze Familie zusammen
  - Ziel ist es, Verständnis füreinander zu entwickeln
- **Vorlage – Gehirn**
  - Jeder füllt für alle seine anwesenden Familienmitglieder das Handout aus. „Was denkt mein Kind/Vater/Mutter etc.? Womit beschäftigen sie sich momentan? Worüber machen sie sich Gedanken?"
- Besprechung:
  - Vorstellung der Gehirne. Jeder in der Familie darf Verständnisfragen stellen. Die besprochenen Familienmitglieder geben Rückmeldung. Alle Beteiligten dürfen Fragen stellen.
  - Was haben die Eltern/Kinder erwartet? Gibt es noch mehr Gedanken die die Teilnehmenden für wichtig halten?
- Abschluss:
  - Zeit für Rückmeldungen einräumen
  - Verabschiedung

7 Zusatzmaterial/Vorlagen

7.1 Urkunde

Zertifikat

Wir bestätigen

die erfolgreiche Teilnahme an der 16-wöchigen

DELTA-Gruppentherapie

von bis

durchgeführt und angeleitet von

Ort, Datum

Gruppenleiter/in

7.2 Therapievertrag

Therapievertrag

Ich, ________________________________ (Vorname/Name Jugendlicher), wünsche gemeinsam mit meinen Eltern/Sorgeberechtigten eine Behandlung unter folgenden Vereinbarungen:
Ich werde aktiv dazu beitragen, meinen Gebrauch von abhängigkeitserzeugenden Substanzen zu beenden.
Dazu gehören:

- regelmäßige und aktive Teilnahme an Einzel- und Gruppensitzungen
- sorgfältiges Mitbringen der Therapiematerialien zu den einzelnen Sitzungen
- aktive Mitarbeit bei der Erreichung des Konsumstopps meiner kritischen und gesundheitsgefährdenden Substanzen

1. Substanzen, die ich konsumiere, und deren Konsum von mir und/oder meinem Umfeld als kritisch oder gefährlich angesehen wird:
   Substanz 1: ________________________________
   Substanz 2: ________________________________
   Substanz 3: ________________________________
   Substanz 4: ________________________________

2. Mein Zieltag für Substanz 1: ________________________________
   Mein Zieltag für Substanz 2: ________________________________
   Mein Zieltag für Substanz 3: ________________________________
   Mein Zieltag für Substanz 4: ________________________________

3. Bereitschaft zur Durchführung regelmäßiger Drogenurintests während einzeltherapeutischen Sitzungen und Gruppensitzungen.
   Sollte es mir im Rahmen des DELTA Programms nicht möglich sein, den Konsumstopp bis zur achten Sitzung zu erreichen und beizubehalten, bin ich bereit, gemeinsam mit den Ärzten und Therapeuten und meinen Eltern bzw. Sorgeberechtigten über weitere Behandlungsmöglichkeiten, z. B. eine stationäre Entzugsbehandlung, zu entscheiden.
   Ich verpflichte mich, erneuten Konsum gegenüber den Einzel- und Gruppenleiter*innen und der Gruppe offenzulegen und gemeinsam Gründe des erneuten Konsums und Lösungsmöglichkeiten für zukünftige Risikosituationen zu erarbeiten.

Eine vierwöchige Therapiepause tritt ein bei:

- unregelmäßigem Erscheinen zu vereinbarten Terminen (> 2 unentschuldigte Fehltermine)
- wiederholtem Verletzen der Gruppenregeln

Wir als Eltern verstehen, dass unsere aktive Mitarbeit für eine erfolgreiche Behandlung unseres Kindes nötig ist.
Dazu gehört:

- regelmäßig an der Angehörigengruppe teilzunehmen
- an gemeinsamen Terminen teilzunehmen
- unser Kind zur regelmäßigen Teilnahme an der Jugendgruppe anzuhalten

Ort, Datum ________________________________

____

Unterschrift Jugendliche/r | Unterschrift Elternteil/Sorgeberechtigte/r

____

Unterschrift Therapeut/in

Anlage – Zusammenfassung der Inhalte aus der Jugend- und Angehörigengruppe

Unser Therapieprogramm richtet sich speziell an Jugendliche mit problematischem Suchtmittelkonsum. Es beinhaltet 16 Gruppensitzungen, das heißt eine Gruppensitzung (ca. 90 Minuten) pro Woche. In dieser Zeit finden im Abstand von 2 Wochen zusätzlich einzeltherapeutische Sitzungen mit einem Therapeuten statt.

Das Programm soll die Fähigkeiten der Teilnehmer*innen vor allem in der frühen Phase des Gesundwerdens verbessern und versucht Rückfällen vorzubeugen, die genau in dieser Phase häufig auftreten können. Hier sind die Motivation der Teilnehmer*innen und die Unterstützung durch die Eltern und das Umfeld sehr wichtig. Es werden gemeinsam mit Gruppenleiter*innen und Therapeut*innen bereits vorhandene Fähigkeiten der Teilnehmer*innen herausgearbeitet und gestärkt, damit die Teilnehmer*innen selbst und mit Unterstützung ihrer Eltern die Rahmenbedingungen schaffen können, um langfristig abstinent zu bleiben. Weiterhin werden neben dem Konsum von Alkohol und anderen Drogen auch Probleme wie unregelmäßiger Schulbesuch, Auseinandersetzungen mit Gleichaltrigen oder der Polizei sowie zusätzliche psychische Belastungen besprochen und Lösungsansätze erarbeitet.

Auch die Eltern der Teilnehmer*innen werden in DELTA unterstützt. Dazu bieten wir 8 wöchentliche Gruppensitzungen für Angehörige an, das heißt eine Gruppensitzung (60 Minuten) pro Woche.

7.3 Gruppenregeln

Gruppenregeln

1. Die Schweigepflicht wird von allen Gruppenteilnehmer*innen grundsätzlich eingehalten.
2. Respektvoller Umgang mit allen Teilnehmer*innen aus der Gruppe. Zwei Verstöße haben einen Ausschluss aus der laufenden Gruppensitzung zur Folge.
3. Ernsthafte Mitarbeit in jeder Gruppensitzung. Zwei Verstöße haben einen Ausschluss aus der laufenden Gruppensitzung zur Folge.
4. Regelmäßige Teilnahme am Gruppenprogramm. Sollte ein Termin verpasst werden, ist eine Entschuldigung erforderlich (Krankschreibung). Drei Verstöße haben eine 4-wöchige Therapiepause zur Folge.
5. Alle Teilnehmer*innen verpflichten sich, zu jeder Gruppensitzung pünktlich zu erscheinen. Bei Verspätung ist eine Teilnahme an der laufenden Sitzung nicht mehr möglich und gilt als unentschuldigtes Fehlen.
6. Die Durchführung eines Drogenurintestes wird jede Woche für alle Gruppenteilnehmer*innen ausgelost, Testverweigerung bedeutet automatisch einen positiven Befund, der keinen Ausschluss aus der Gruppe zur Folge hat, jedoch im Rahmen der einzeltherapeutischen Sitzungen besprochen wird mit je individueller Konsequenz.
7. Alle Teilnehmer*innen verpflichten sich, problematische Substanzen am Tag der Gruppensitzung nicht zu konsumieren. Sollten Teilnehmer*innen dennoch intoxikiert zur Gruppe kommen, verlassen sie die laufende Gruppensitzung mit Thematisierung in der kommenden Einzelsitzung. Bei Verdacht auf Intoxikation kann jederzeit ein Drogenurintest durchgeführt werden.
8. Keine drogenverherrlichende/provozierende Anmerkungen. Verstöße haben einen sofortigen Ausschluss aus der laufenden Gruppensitzung zur Folge.
9. Auf Handynutzung währen der Sitzung wird grundsätzlich verzichtet, insbesondere auf Fotos. Verstöße haben einen sofortigen Ausschluss aus der laufenden Gruppensitzung zur Folge.
10. Die Hausaufgaben, die am Ende der Sitzungen vergeben werden, erarbeitet alle Teilnehmer*innen bis zum nächsten Gruppentreffen.
11. Einzeltherapeutische Sitzungen sind ein fester Bestandteil der Gruppentherapie. Die Teilnehmer*innen haben die Aufgabe und Möglichkeit sich Einzeltermine individuell mit den zuständigen Therapeuten und Therapeutinnen zu organisieren.
12. Verkauf von Substanzen, Anregung dazu oder gemeinsamer Substanzkonsum mit Gruppenteilnehmer*innen hat einen sofortigen Ausschluss aus der Gruppe als Konsequenz mit einer Mindestpause der Therapie von 4 Wochen.
13. Sollten Teilnehmer*innen 2 Mal in Folge die laufende Gruppensitzung aufgrund eines Regelverstoßes verlassen müssen, so gilt eine Mindestpause der Therapie von 4 Wochen.

Datum:

Unterschrift:

7.4 Wochenrückblick

	Tag 1	Tag 2	Tag 3	Tag 4	Tag 5	Tag 6	Tag 7
Woche 1							
Woche 2							
Woche 3							
Woche 4							
Woche 5							
Woche 6							
Woche 7							
Woche 8							
Woche 9							
Woche 10							
Woche 11							
Woche 12							
Woche 13							
Woche 14							
Woche 15							
Woche 16							

7.5 Achtsamkeitsübungen zum Ende der Stunde

Wir empfehlen sich auf eine Auswahl von 4–5 Übungen zu konzentrieren und diese dann im Wechsel zu nutzen. Für unterschiedliche Einrichtungen, Gruppenzusammensetzungen und organisatorische Gegebenheiten muss man die Übungen natürlich anpassen. Den Gruppenleitern steht es frei, welche Übungen durchgeführt werden und ob noch andere ergänzt werden sollten.

Es folgen die Anleitungen für 5 Übungen, die wir als sinnvoll erachten.

Übung 1: Achtsames Essen

Zeit: 5–10 Minuten

Material: 1–3 kleine Lebensmittel (Rosinen, Nüsse, Schokolade, Kekse etc.)

Anleitung: Akzeptiere alle Empfindungen, Gedanken und Gefühle, die aufkommen. Wenn du deine Aufmerksamkeit verlierst, richte sie wieder auf die Rosine/Schokolade/etc.

Tasten: Nimm die Rosine in die Hand, mach die Augen zu und ertaste die Rosine mit deinen Fingern. Versuche sie genau zu spüren und probiere zu beschreiben, wie sich die Rosine anfühlt. Ist sie rau, trocken, klebrig, groß, klein, prall, weich, hart?

Hören: Lass die Augen geschlossen, halte die Rosine an dein Ohr und lausche auf die Geräusche, die sie macht. Kannst du überhaupt etwas hören? Oder nur, wenn du sie drückst oder bewegst? Mit welchen Worten würdest du die Rosine beschreiben? Ist der Ton laut, dumpf, oder ganz anders? Probiere beide Ohren aus!

Riechen: Lass die Augen geschlossen und rieche an der Rosine. Sei aufmerksam für die Eindrücke, Wahrnehmungen und Begriffe, die dir durch den Kopf gehen. Ändert sich die Intensität des Geruchs? Wie riecht die Rosine? Riecht sie süß, alt, frisch oder sauer? Riecht sie vielleicht auch ganz anders? Nimm den Geruch genau wahr!

Sehen: Öffne die Augen und schau dir die Rosine aus verschiedenen Winkeln und Entfernungen an. Wie könntest du das Aussehen der Rosine am Telefon beschreiben? Stell dir vor, du würdest die Rosine jemandem beschreiben, der noch nie eine gesehen hat.

Schmecken: Berühre jetzt mit der Rosine deine Lippen. Nimm die Rosine langsam in den Mund, aber fang noch nicht an zu kauen! Ertaste die Oberfläche mit der Zunge und bewege die Rosine durch deinen Mund. Was nimmst du wahr? Ändert sich die Konsistenz der Rosine? Platziere die Rosine auf den Backenzähnen, aber beiß noch nicht zu! Nimm dir bewusst vor zuzubeißen, zerkaue sie dann ganz langsam und registriere die Empfindungen und Geschmäcker. Kaue bis zum letzten Bissen, bereite das Herunterschlucken vor und beobachte dann den Vorgang des Schluckens. Spürst du die Bewegung von deinem Rachen bis zum Magen?

Die zweite Rosine isst du ganz normal, wie du sie immer essen würdest. Achte darauf, wie sich die beiden Erlebnisse unterscheiden!

Übung 2: Sehen, Hören, Fühlen

Zeit: 3–10 Minuten

Material: –

Anleitung:

A – drei Dinge
Sehen: Guck ganz bewusst auf drei verschiedene Dinge und bleibe mit deinem Blick einen Moment bei jedem Ding. Hör nun ganz bewusst auf drei verschiedene Geräusche und beobachte sie genau. Jetzt such dir ganz bewusst drei verschiedene Dinge, die du fühlen kannst, und bleib einen Moment dabei.

B – zwei Dinge
Sehen: Guck ganz bewusst auf zwei verschiedene Dinge und bleibe mit deinem Blick einen Moment bei jedem Ding. Hör nun ganz bewusst auf zwei verschiedene Geräusche und beobachte sie genau. Jetzt such dir ganz bewusst zwei verschiedene Dinge, die du fühlen kannst, und bleib einen Moment dabei.

C – ein Ding
Sehen: Guck ganz bewusst auf ein Ding und bleibe mit deinem Blick einen Moment dabei. Hör nun ganz bewusst auf ein Geräusch und beobachte es genau. Jetzt such dir ganz bewusst ein Ding, das du fühlen kannst, und bleib einen Moment dabei.

Übung 3: Ball werfen

Zeit: 3–10 Minuten

Material: 1–5 kleine Bälle

Anleitung:
Alle Teilnehmer*innen stellen sich im Kreis auf und heben die linke Hand. Der erste Ball wird jetzt zu einem beliebigen Mitspieler im Kreis geworfen. Jeder muss sich merken, von wem sie/er den Ball bekommt und zu wem sie/er weiterwirft. Wen man den Ball schon bekommen hat, nimmt man die linke Hand runter. Es darf jeder nur einmal drankommen. Wenn alle den Ball einmal hatten, wird der Ball noch einmal in der gleichen Reihenfolge rumgeworfen! Es können nach und nach mehr Bälle dazugenommen werden, die man auch in der gleichen Reihenfolge durchwirft. Ein Ziel kann sein, die Anzahl der Bälle jede Sitzung zu erhöhen.

Übung 4: Achtsames Gehen

Zeit: 3–10 Minuten

Material: –

Anleitung:

Jeden Tag machen wir viele Dinge, ohne genau darüber nachzudenken, wie wir sie eigentlich machen. In dieser Übung wollen wir uns angucken, wie sich eine Sache verändert, wenn wir genau beobachten WIE wir sie machen. Und zwar machen wir das mit unserem Gang:

Stellt euch hin und geht los. Konzentriert euch dabei voll und ganz auf das Gehen. Probiert zu spüren, wie eure Fußsohle den Boden berührt und wie sich der Boden unter euren Füßen anfühlt. Ist er weich oder hart, federt er, oder nimmt er dein Gewicht auf? Versucht wirklich, jeden einzelnen Schritt genau wahrzunehmen. Achtet darauf, wie sich euer Gewicht beim Gehen vom hinteren auf den vorderen Fuß verlagert. Probiert genau wahrzunehmen, wie sich euer Fuß von der Erde löst und sich damit die Belastung in euren Beinen ändert. Konzentriert euch bei jedem Schritt auf diese Bewegungen. Beobachtet dabei, was in eurem Körper und eurem Geist passiert. Was für Eindrücke entstehen in euch? Wenn ihr die Aufmerksamkeit verliert, probiert wieder die ganze Konzentration auf euren Gang zu richten.

Übung 5: Nicht-Bewerten

Zeit: 1–5 Minuten

Material: Ein Gegenstand. Am besten möglichst auffällig, zum Beispiel besonders schön oder hässlich

Anleitung:

Der Gegenstand wird auf den Tisch in die Mitte gelegt. Alle Anwesenden sollen nun diesen Gegenstand beschreiben, aber versuchen dabei so objektiv wie möglich zu bleiben. Es soll wirklich nur objektiv beschrieben werden. Es sollen also keinerlei Wertungen mit in die Beschreibungen einfließen. Wenn die Übung häufiger durchgeführt wird, können die Gruppenmitglieder auch eigene Gegenstände mitbringen.

Referenzen

Babor, T.F. & Higgins-Biddle, J.C. (2001). *Brief Intervention for Hazardous and Harmful Drinking: A Manual for Use in Primary Care.* Geneva: World Health Organization, Department of Mental Health and Substance Abuse.

Basedow, L.A., Kuitunen-Paul, S., Roessner, V. & Golub, Y. (2020). Traumatic Events and Substance Use Disorders in Adolescents. *Front Psychiatry,* 11, 559. https://doi.org/10.3389/fpsyt.2020.00559

Beesdo-Baum, K., Knappe, S., Asselmann, E., Zimmermann, P., Brückl, T., Höfler, M. et al. (2015). The ‚Early Developmental Stages of Psychopathology (EDSP) study': A 20-year review of methods and findings. *Social Psychiatry and Psychiatric Epidemiology,* 50 (6), 851–866. https://doi.org/10.1007/s00127-015-1062-x

Behrendt, S., Wittchen, H.-U., Höfler, M., Lieb, R. & Beesdo, K. (2009). Transitions from first substance use to substance use disorders in adolescence: Is early onset associated with a rapid escalation? *Drug and Alcohol Dependence,* 99 (1–3), 68–78. https://doi.org/10.1016/j.drugalcdep.2008.06.014

D'Amelio, R., Behrendt, B. & Wobrock, T. (2007). *Psychoedukation Schizophrenie und Sucht: Manual zur Leitung von Patienten- und Angehörigengruppen.* München: Elsevier.

Essau, C., Baschata, M., Koglin, U., Meyer, L. & Petermann, F. (1998). Substanzmißbrauch und -abhängigkeit bei Jugendlichen. *Praxis der Kinderpsychologie und Kinderpsychiatrie,* 47, 754–766.

Geisler, U. & Muttenhammer, J. (2016). *Achtsamkeitsübungen mit Kindern und Jugendlichen in der Psychotherapie.* Paderborn: Junfermann.

Hendriks, V., van der Schee, E. & Blanken, P. (2011). Treatment of adolescents with a cannabis use disorder: Main findings of a randomized controlled trial comparing multidimensional family therapy and cognitive behavioral therapy in The Netherlands. *Drug and Alcohol Dependence,* 119 (1–2), 64–71. https://doi.org/10.1016/j.drugalcdep.2011.05.021

Hoch, E., Zimmermann, P., Henker, J., Rohrbacher, H., Noack, R., Bühringer, G. et al. (2011). *Modulare Therapie von Cannabisstörungen: Das CANDIS-Programm.* Göttingen: Hogrefe.

Kipping, R.R., Campbell, R.M., MacArthur, G.J., Gunnell, D.J., & Hickman, M. (2012). Multiple risk behaviour in adolescence. *Journal of Public Health,* 34(suppl_1), i1–i2. https://doi.org/10.1093/pubmed/fdr122

Korhonen, T., Huizink, A.C., Dick, D.M., Pulkkinen, L., Rose, R.J. & Kaprio, J. (2008). Role of individual, peer and family factors in the use of cannabis and other illicit drugs: A longitudinal analysis among Finnish adolescent twins. *Drug and Alcohol Dependence,* 97 (1–2), 33–43. https://doi.org/10.1016/j.drugalcdep.2008.03.015

Kuitunen-Paul, S., Roessner, V., Basedow, L.A. & Golub, Y. (2021). Beyond the tip of the iceberg: A narrative review to identify research gaps on comorbid psychiatric disorders in adolescents with methamphetamine use disorder or chronic methamphetamine use. *Subst Abus,* 42(1), 13–32. https://doi.org/10.1080/08897077.2020.1806183

Lindblad, R., Hu, L., Oden, N., Wakim, P., Rosa, C. & VanVeldhuisen, P. (2016). Mortality Rates among Substance Use Disorder Participants in Clinical Trials: Pooled Analysis of Twenty-two Clinical Trials within the National Drug Abuse Treatment Clinical Trials Network. *Journal of Substance Abuse Treatment,* 70, 73–80. https://doi.org/10.1016/j.jsat.2016.08.010

Linehan, M.M. (2016). *Dialektisch-Behaviorale Therapie (DBT): Therapiebuch und Handbücher (3 Bände). Hugendubel Fachinformationen.* Gießen: Psychosozial Verlag. Retrieved from https://www.hugendubel.info/detail/ISBN-9783862940400/Linehan-Marsha/Dialektisch-Behaviorale-Therapie-DBT-Therapiebuch-und-Handb%C3%BCcher-3-B%C3%A4nde

Mader, P. (2020). *Alkohol – Basisinformation* (16. Aufl.). Hamm: Deutsche Hauptstelle für Suchtfragen e.V. Verfügbar unter https://www.dhs.de/fileadmin/user_upload/pdf/Broschueren/Basisinfo_Alkohol.pdf

Miller, W.R. & Rollnick, S. (2012). *Motivational Interviewing: Helping People Change* (3rd ed.). New York: The Guilford Press.

Najavits, L. (2009). *Posttraumatische Belastungsstörung und Substanzmissbrauch: Das Therapieprogramm „Sicherheit finden".* Göttingen: Hogrefe.

Orth, B. (2016). *Die Drogenaffinität Jugendlicher in der Bundesrepublik Deutschland 2015. Rauchen, Alkoholkonsum und Konsum illegaler Drogen: Aktuelle Verbreitung und Trends.* Köln: Bundeszentrale für gesundheitliche Aufklärung.

Perkonigg, A., Pfister, H., Höfler, M., Fröhlich, C., Zimmermann, P., Lieb, R. et al. (2006). Substance Use and Substance Use Disorders in a Community Sample of Adolescents and Young Adults: Incidence, Age Effects and Patterns of Use. *European Addiction Research,* 12 (4), 187–196. https://doi.org/10.1159/000094421

Plummer, M.L., Baltag, V., Strong, K., Dick, B., Ross, D.A. & World Health Organization. (2017). *Global Accelerated Action for the Health of Adolescents (AA-HA!): Guidance to support country implementation.* http://apps.who.int/iris/bitstream/10665/255415/1/9789241512343-eng.pdf

Rattermann, M.J. (2014). Measuring the impact of substance abuse on student academic achievement and academic growth. *Advances in School Mental Health Promotion,* 7 (2), 123–135. https://doi.org/10.1080/1754730X.2014.888225

Rawson, R.A., Marinelli-Casey, P., Anglin, M.D., Dickow, A., Frazier, Y., Gallagher, C. et al. (2004). A multi-site comparison of psychosocial approaches for the treatment of methamphetamine dependence. *Addiction,* 99 (6), 708–717. https://doi.org/10.1111/j.1360-0443.2004.00707.x

Rosenberg, M.B. (2001). *Gewaltfreie Kommunikation – Eine Sprache des Lebens* (11. Aufl.). Paderborn: Junfermann.

Rumpf, H.-J., Bischof, G., Bischof, A. & Hoch, E. (2017). *Lübecker Memorandum zur Zukunft der Suchtkrankenversorgung.* Hamm: Deutsche Gesellschaft für Suchtforschung und Suchttherapie.

Schild, B. & Wiesbeck, G. (2012). *Partnerschaft und Alkohol.* Lengerich: Pabst Science Publishers.

Schulte, M.T. & Hser, Y.-I. (2014). Substance Use and Associated Health Conditions throughout the Lifespan. *Public Health Reviews,* 35 (2). https://doi.org/10.1007/BF03391702

Thomasius, R. & Küstner, U. (2005). *Familie und Sucht: Grundlagen – Therapiepraxis – Prävention.* Stuttgart: Schattauer.

Waltereit, R., Uhlmann, A. & Roessner, V. (2018). Adolescent psychiatry – From the viewpoint of a child and adolescent psychiatrist. *European Child & Adolescent Psychiatry,* 27 (11), 1383–1385. https://doi.org/10.1007/s00787-018-1231-z

Wong, J. W. M., Wurst, F. M. & Preuss, U. W. (2020). Vergleich von alkohol-bezogenen Störungen in DSM und ICD: Kurzer historischer Rückblick und aktuelle Entwicklungen. *Sucht,* 66 (3), 143–153. https://doi.org/10.1024/0939-5911/a000663

World Health Organization (WHO). (2004). *Global Status Report on Alcohol 2004*. Geneva: Department of Mental Health and Substance Abuse.

World Health Organization (WHO) (Ed.). (1992). *The ICD-10 classification of mental and behavioural disorders: Clinical descriptions and diagnostic guidelines* (Reprinted). Genf: World Health Organization.

Die Autor*innen

PD Dr. med. Dr. rer. nat. Yulia Golub: Oberärztin und Leiterin der Spezialambulanz für Suchterkrankungen im Kindes- und Jugendalter und der Akutaufnahmestation für Jugendliche, Klinik für Kinder- und Jugendpsychiatrie, Universitätsklinikum C.G. Carus Dresden

Lukas A. Basedow, M.Sc.: Psychologe, Doktorand und wissenschaftlicher Mitarbeiter der Spezialambulanz für Suchterkrankungen im Kindes- und Jugendalter, Klinik für Kinder- und Jugendpsychiatrie, Universitätsklinikum C.G. Carus Dresden

Dr. rer. medic. Dipl.-Psych. Johannes Meiron Zwipp: Psychologe und Therapeut der Spezialambulanz für Suchterkrankungen im Kindes- und Jugendalter, Klinik für Kinder- und Jugendpsychiatrie, Universitätsklinikum C.G. Carus Dresden

Dr. rer. nat. Dipl.-Psych. Sören Kuitunen-Paul: Psychologe und wissenschaftlicher Mitarbeiter (PostDoc) der Spezialambulanz für Suchterkrankungen im Kindes- und Jugendalter, Klinik für Kinder- und Jugendpsychiatrie, Universitätsklinikum C.G. Carus Dresden

Prof. Dr. med. Veit Roessner: Ärztlicher Direktor und Leiter der Klinik und Kinder- und Jugendpsychiatrie, Universitätsklinikum C.G. Carus Dresden